KB185579

안경과
콘택트
렌즈

안경사가 알려주는

안경과 콘택트렌즈

초판 1쇄 2025년 1월 20일 발행

지은이 공대일
펴낸이 김성실
책임편집 김성은
표지 디자인 정승현
제작 한영문화사

펴낸곳 시대의창   **등록** 제10 - 1756호(1999. 5. 11)
주소 03985 서울시 마포구 연희로 19 - 1
전화 02)335 - 6121   **팩스** 02)325 - 5607
전자우편 sidaebooks@daum.net
페이스북 www.facebook.com/sidaebooks
트위터 @sidaebooks

ISBN 978 - 89 - 5940 - 860 - 3 (13510)

잘못된 책은 구입하신 곳에서 바꾸어드립니다.

안경사가 알려주는

공대일 지음

안경과
콘택트
렌즈

시대의창

저자 서문 ╲

╲ 인간은 시각을 통해 외부 정보의 70퍼센트 이상을 받아들인다. 이 말은 다른 신체 기관의 감각보다 눈을 통한 의존도가 높다는 것을 의미한다. 그럼에도 불편을 느끼기 전까지는 눈에 대한 관심이 상대적으로 적은 편이다. 안질환의 유발과 잘못된 습관으로 한번 떨어진 시력은 원래대로 회복되지 않을 뿐 아니라 돌이킬 수 없는 결과를 초래하기도 한다.

안경사의 입장에서 볼 때 시력 교정에 대한 개념이 올바로 정립되지 않은 상태에서 안경과 콘택트렌즈를 착용하는 사람이 많다. 안경은 인류 최고의 발명품 중 하나지만 정보를 얻을 수 있는 공간은 매우 한정적이다. 사람들 대부분은 안경원에 방문하여 안경사의 설명을 듣는 것이 고작이다.

인터넷과 각종 미디어가 활성화된 현시대에 검색창에 단어 하나만 넣으면 웬만한 질병이나 상품 설명은 물론이고 치료법이나 관리 방법까지도 친절하게 안내되어 있다. 이렇게 얻은 정보의 이면에는 확인되지 않은 오류나 불필요한 정보가 많고 심지어 어떤 것은 혼란을 야기하기도 한다. 다른 무엇도 아닌 눈 건강에 관한 중요한 일이다. 잘못된 상식과 정보는 몸과 마음에 전혀 도움이 되지 않고 되레 피해를 줄 뿐이다.

이 책은 안경, 콘택트렌즈, 시력, 안질환의 순서로 집필되었다. 필요한 부분만 찾아봐도 좋지만 처음부터 끝까지 모두 읽기를 권한다. 각 장은 매우 유기적으로 연결되어 있다. 젊은 사람도 세월이 가면 노인이 된다. 아무리 시력이 좋아도 언젠가는 반드시 나빠진다. 나빠진 눈은 과학 기술이 지금보다 더 발달한다 해도 안경으로부터 자유로울 수 없다. 안질환 파트는 편의에 따라 어린이, 성인, 노인으로 나누었으나 노인성 혹은 퇴행성 질환이 반드시 노인에게만 나타나는 것이 아니고 젊은 사람에게도 얼마든지 발생할 수 있다는 것을 밝혔다. 또한 눈과 안경에 대한 기본적인 상식을 갖추고 나아가 안질환의 발병을 예방할 수 있는 방법을 소개하였다.

안경업계는 깨끗한 이미지와는 달리 다소 척박하다고 할 수 있다. 어느 업종인들 그렇지 않겠냐마는 기존의 안경원을 유지하는 것도 새로 시작하는 것도 쉽지 않다. 매년 신규 안경사도 적지 않은 수가 배출되어 기존 안경사와의 과도한 경쟁을 유발하기도 한다. 기존의 안경사도 끊임없는 자기 계발이 없다면 제자리에 머물거나 후퇴할 수밖에 없다. 그럼에도 안경사는 다른 사람의 눈을 밝게 하는 일을 하며 많은 보람과 긍지를 느낀다. 또 차별화된 안경원 운영으로 사회적인 성공을 이루기도 한다.

안경사라는 직업이 궁금한 사람과 안경사를 직업으로 택하

려는 학생들을 위해 책의 시작에 '안경사를 소개합니다'라는
코너를 넣었다.

　많은 수의 안경원만큼 필자가 존경하는 훌륭한 안경사도
많은데 우리나라에는 일반인이 참고할 만한 안경이나 콘택트
렌즈에 관한 책이 없다는 것이 늘 아쉬웠다. 책을 집필하게 된
이유는 부족하지만 안경과 콘택트렌즈의 사용자에게도 꼭 필
요한 상식을 전달해주고, 안경업계가 더욱 발전하기를 바라는
개인적인 욕심 때문이다. 시간이 흐르고 세월이 지나 이 책의
내용이 낡게 되면 누군가가 더 발전된 내용으로 뒤를 이어주
면 좋겠다는 바람이 있다.

공대일

차례

1장_ 안경

4장_ 안질환

안경사를 소개합니다

'안경사'라고 하면 가장 먼저 무엇이 떠오르는가? 깔끔하게 정돈된 매장에서 시력 검사를 하고 있거나 안경이나 콘택트렌즈에 관한 상담을 하고 안경 조제 및 가공을 하는 모습이 상상될 것이다. 나도 안경사가 되기 위해 학교에 입학하기 전까지는 그런 줄로만 알고 있었다. 안경사는 안경원에서 종사하는 것 이외에도 진로가 다양하다. 정보가 넘치는 세상이지만 안경이라는 종목은 생각보다 확인할 수 있는 정보가 적은 편이다. 그래서 책을 통해 안경사를 준비하고 안경사라는 직업에 관심을 가진 사람들에게 이 직업을 소개하려고 한다.

안경사가 되려면

안경사가 되기 위해서는 2년제 혹은 3년제나 4년제 대학에서 안경광학을 전공해야 한다. 이후 안경사 국가시험에 응시하여 합격하면 보건복지부 장관으로부터 안경사 자격증인 면허를 발급받게 된다. 우리나라는 1989년에 처음으로 안경사 제도가 도입되어 현재까지 이어지고 있다. 근래에는 2년제보다는 3년제와 4년제로 운영되는 학교가 많다.

안경사 국가시험은 매년 1회 실시되며 보통 1800여 명이 응시한다. 합격자 수는 1300~1400명으로 합격률은 70~75퍼센트다. 다시 말해, 성실하게 공부했다면 충분히 합격할 수 있을 정도로 합격률이 높은 편이다.

안경사는 취업에 국한되지 않고 언제든지 안경원을 개원하여 본인의 사업장을 운영할 수 있다는 장점이 있다. 더불어 나이가 들어서도 계속 일을 할 수 있다. 안경광학과 학생들의 나이대는 일반적으로 고등학교를 갓 졸업한 20대가 가장 많고 30대 이상의 연령도 꽤 많다. 무엇보다 가족 경영으로 안경원을 운영하는 등 가업을 잇기 위해 진학하는 사람이 많은 만큼 연령층도 다양하다.

안경사가 배우는 것

안경광학과는 보건 계열로 크게 전공과목과 교양 과목으로 나뉜다. 전공과목에서는 '안광학', '안과학', '조제 및 가공', '안경재료학'을 포함한 총괄적인 기초 이론과 전문인으로서 필요한 지식을 배운다. 더 나아가 빛의 전파, 평면반사상, 평면굴절상, 프리즘, 구면에서의 빛의 반사와 굴절, 렌즈의 종류와 기능, 조리개와 그 작용, 수차, 광선 추적 등을 배운다.

눈에 대한 전반적인 지식과 안경 및 콘택트렌즈에 대한 내용, 시력 검사를 위한 굴절 검사 등 이론 학습이 마무리되면 교과 과정 중에 안경원이나 안과에 나가 현장 실습을 통하여 졸업 후 취업을 하기 전에 미리 실무를 체험할 수 있다.

눈에 관하여 ＼

전반적으로 눈의 생리, 기능, 사시나 사위를 교정하는 방법을 포함하여 시력 검사 방법을 자세히 배운다. '시기해부학', '인체생물학', '안과학', '조직학', '안기능과 임상굴절', '굴절검사' 등의 과목으로 기본적인 눈의 구조와 기능에 대해 자세히 배운다. 또 생물을 구성하는 세포와 조직, 인체와 눈에 나타날 수 있는 다양한 안질환에 대해 공부한다.

안경 및 콘택트렌즈에 관하여 \

안경광학과에서는 교정 원리의 핵심인 빛을 다루기 때문에 광학적인 부분을 중심으로 공부한다. 또한 안경을 만드는 방법과 소재, 피팅 방법, 콘택트렌즈의 소재와 특성을 두루 공부한다. 과목에 따라 약간의 차이가 있지만 고등학교 과정의 수학과 물리의 기본 지식이 어느 정도는 필요하다.

안경 이론을 전반적으로 다루는 '안경광학'을 기본으로 공부하고 '안경 조제 가공 및 실습'을 통해 안경 처방을 기초로 하여 안경 조제 및 가공하는 법을 배운다. 이 과정에서 각종 도구를 이용해 실제 안경을 만들어 본다.

'기하광학', '물리광학', '안경수학' 등의 과목으로 안경렌즈의 굴절과 반사, 빛의 특성들을 공부한다. 추가로 '안경디자인'과 '안경원 경영 및 회계' 과목도 있어 안경에 대한 전반적인 내용을 모두 배운다.

안경사의 진로와 업무

안경사는 대부분 안경원이나 콘택트렌즈 전문점에서 근무하고 안과의 검안사로 취직하기도 한다. 그리고 공부를 더 하기 위해 대학원에 진학하거나 안경 관련 업계 회사로 취업할 수 있다. 안경 관련 업계에는 콘택트렌즈 회사나 안경테를 조제하거나 렌즈를 취급하는 회사가 있는데 거래처를 관리하는 영업이 주된 업무이고 제품 교육을 담당하기도 한다.

안경원에서는 그 안에서 일어나는 모든 일을 취급한다. 규모가 큰 안경원이라면 파트별로 나누어서 시력 검사, 안경 조제, 판매를 따로 담당하지만 보통은 손님 응대부터 매장 관리, 안경 조제, 시력 검사, 마케팅 등 안경원에서 할 수 있는 모든 일을 한다.

콘택트렌즈 전문점에서는 안경은 다루지 않고 콘택트렌즈만 다룬다. 안경원에 비해 훨씬 많은 종류의 콘택트렌즈를 구비하고 판매한다. 여기에서는 안경 조제 및 가공과 피팅을 하지 않기 때문에 업무 강도가 비교적 낮다. 안경원과 콘택트렌즈 전문점은 지역과 시기에 따라 약간의 차이는 있지만 취업이 어렵지 않다. 인터넷에 안경사의 커뮤니티가 따로 있는데 이곳에서 구인 구직이 이루어지고 있다.

안과에서는 시력 교정 수술을 하는 곳에서 시력 검사와 안압 검사나 각막 두께 검사 등 수술 전후 검사를 한다.

안경원에서 근무하면 자신만의 기술과 노하우를 쌓을 수 있다. 보통 3년차 이상이면 대부분의 업무를 숙지하게 되고 초년차부터 시작하여 급여 인상도 빠른 편이다. 취업도 어렵지 않고 급여 수준도 괜찮은 편이지만 근무 시간은 대략 10시간으로 다소 긴 편이다. 지역과 위치에 따라 다르지만 공휴일과 주말에도 근무하는 곳이 많다.

콘택트렌즈 전문점은 업무가 어렵지 않아서 안경원보다는 비교적 편하게 일할 수 있다. 다만 젊은 여성이 주 고객층이기 때문에 젊은 여자 직원을 선호하는 편이다.

안과는 병원 업무 시간에 맞추어 근무하므로 야간 진료가 없는 날에는 일찍 끝나고 공휴일과 주말이 보장되는 장점이 있다.

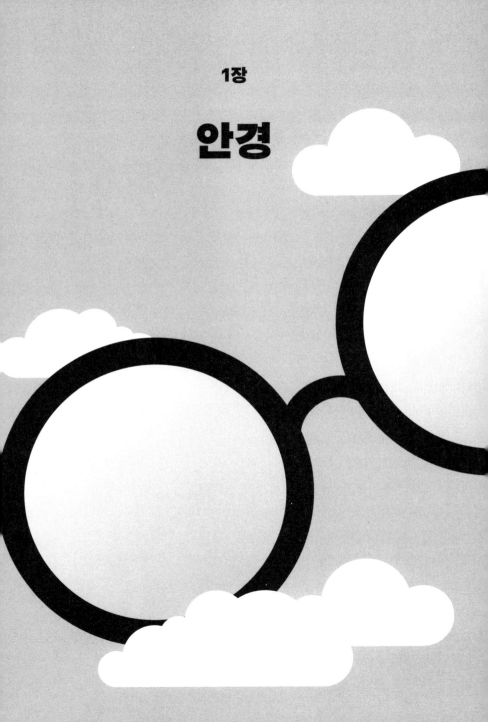

1장

안경

안경원 가이드

_ 문진

사람들이 안경원을 찾는 가장 큰 이유는 안경을 맞추기 위해
서일 것이다.

"어서 오십시오."

"안녕하세요. 안경을 맞추러 왔는데요."

"기존에 쓰던 안경이 있으신가요? 저희 안경원에는 처음
방문하셨나요?"

"방문한 적이 있어요." 혹은 "네, 처음입니다."

"어디가 불편하신가요? 무엇을 도와드릴까요?"

안경사는 손님이 방문하면 현재의 눈 상태에 대해 문진을 한
다. 문진은 전체 과정 중 가장 중요하다. 안경사는 문진을 통해

소비자의 불편한 점을 확인하고 충분한 상담으로 어떤 검사를 해야 할지 방향을 잡는다. 이때 안경이나 콘택트렌즈를 오랫동안 사용한 고객은 본인의 상태를 잘 알고 목적이 분명하기 때문에 문진 과정이 빨리 끝나기도 한다.

눈은 예민한 신체 기관이지만 사람에 따라 정도가 다르다. 시력뿐 아니라 안질환이나 전신 질환, 기타 안과 수술의 여부도 시력에 영향을 주기 때문에 안경사는 자세히 확인하여 고객의 상태를 정확히 파악하는 것이 중요하다.

시력 검사를 하고 나면 고객에게 맞는 안경이나 콘택트렌즈를 권할 수 있기 때문에 이후 과정 진행이 수월해진다. 그런데 시력 검사를 하고 나서 안경테를 고를 때 마음에 드는 안경을 찾지 못하거나 가격에 만족하지 못하여 뒤돌아서는 경우도 왕왕 있다. 우리나라에서는 시력 검사나 안경 조제 가공 및 피팅 비용을 받지 않는 것이 일반적인데 이럴 경우 안경사 입장에서는 시간과 에너지만 낭비하는 꼴이 되고 만다. 물론 어떤 고객은 시력 검사에 앞서 안경테를 먼저 고르기도 한다.

_ 시력 검사

문진이 마무리되면 안경사는 시력 검사를 통해 안경이나 콘택트렌즈를 처방한다.

시력 검사는 크게 자각적 굴절 검사와 타각적 굴절 검사로 나뉜다. 자각적 굴절 검사는 안경사와 고객이 서로 질문과 답을 주고받으면서 도수를 맞추는 검사 방법이고, 타각적 굴절 검사는 굴절 검사 기기를 이용하여 고객의 망막으로부터 나오는 빛의 반사를 관찰하고 굴절 정도를 측정해 최소한의 오차로 눈의 상태를 파악하는 검사 방법이다.

자각적 굴절 검사는 안경원에서, 타각적 굴절 검사는 주로 안과에서 하는데 어느 방법이 더 좋은가를 선택하기보다는 각 검사 방법의 특징과 장단점에 집중한다.

자각적 굴절 검사는 고객의 대답에 의존하여 도수를 측정하기 때문에 당일 컨디션에 따라 처방 값이 달라질 수 있다. 반면 고객이 가장 편하게 볼 수 있는 도수를 즉석에서 처방할 수 있다는 장점이 있다. 도수 처방은 가장 잘 보이는 도수를 정하는 것이 아니고 문진을 통해 가장 많이(자주) 보는 거리나 생활 환경을 파악하여 보기에 편한 도수를 처방하는 것이다.

타각적 굴절 검사는 주로 굴절 검사 기기인 검영기를 통해 눈 속 상태를 들여다본다. 이 기기로 안질환이나 부정난시, 백내장 등의 굴절 이상을 동시에 확인할 수 있다. 타각적 굴절 검사는 많은 연습과 훈련이 필요하다. 도출된 처방 값이 검사자의 실력에 따라 달라질 수도 있기 때문에 처방 값을 토대로 자각적 굴절 검사를 다시 하는 것이 보통이다.

시력 검사를 안경원에서 하는 것이 좋은지 안과에서 하는 것이 좋은지는 두 곳의 검사 방법과 특징이 다르다는 것을 먼저 이해해야 한다. 다만 처방 값의 도수가 같더라도 안경 착용자가 느끼는 편안함은 안경테나 렌즈, 착용 환경, 보는 거리에 따라 달라질 수 있다. 안경을 맞추기 위한 시력 검사라면 안경원에서 하는 것이 좋다.

안경사는 시력 검사의 중요성을 이미 학생 때부터 끊임없이 학습하고 세밀한 부분까지 훈련한다. 실무에서는 딜레마가 발생하기도 한다. 시력 검사를 디테일하게 하려면 30분 이상의 긴 시간이 필요할 때도 있지만 그렇게까지 하는 안경사는 거의 없다. 또 안경원을 방문하는 모든 고객에게 세밀한 검사가 필요한 것도 아니다. 고객의 눈 상태나 고객과의 소통이 원활한 정도에 따라 검사 시간은 차이가 난다. 예를 들어 시기능

이상자에게 프리즘 처방을 할 경우에는 검사 시간이 1시간 이상 걸리기도 한다.

일반적으로 긴 시간 시력 검사를 하지 않는 첫 번째 이유는 시간이 길어질수록 눈에 조절이 개입되어 정확도가 떨어지기 때문이다. 시력 검사는 간결하고 빠를수록 좋다. 두 번째 이유는 고객이 좋아하지 않기 때문이다. 그래서인지 우리나라의 시력 검사와 안경 조제 및 가공은 빠르기로 유명하다.

이러한 이유가 있음에도 시력 검사를 받는 데 시간이 오래 걸린다면 '좀 더 신경 써서 시력 검사를 해주는구나'라고 생각하면 좋겠다.

_ 안경테 선택

시력 검사를 마치고 처방이 나오면 안경테를 선택한다. 손님 입장에서 안경테를 선택하는 것은 자신의 얼굴에 입힐 옷을 고르는 것과 같기 때문에 매우 중요하고 신중한 시간이다.

그도 그럴 것이 매장마다 취급하는 안경테가 모두 다를 뿐 아니라 안경테의 브랜드가 워낙 많고 브랜드 안에서도 취급하는 종류가 천차만별이다.

인터넷이나 잡지를 보면 '얼굴형에 맞는 안경테 고르기' 같은 제목과 함께 얼굴형과 여러 종류의 안경테가 사진이나 그림으로 소개되어 있다. 예를 들면 '둥근 얼굴형은 각진 사각형의 안경테가 잘 어울리고 역삼각의 얼굴형은 차분한 느낌의 타원형 안경테가 잘 어울린다'이다.

통계로는 참고할 만하지만 그림이나 사진으로 내 얼굴에 어울리는 안경을 판단하고 결정하는 것은 쉬운 일이 아니다. 얼굴형이 비슷해도 각자의 특징이 있기 때문에 이론과 실제가 다를 수밖에 없다. 또 눈과 눈썹 사이의 거리, 눈의 크기, 체중의 증감이나 피붓빛, 성형 수술에 의해서도 달라질 수 있다.

경험이 많고 경력이 쌓인 안경사는 손님을 보는 순간 그에게 어울릴 만한 안경이 머릿속에 그려진다. 안경테 선택에 정답은 없지만 유행하는 디자인이라 해도 도수 처방에 따라 권해도 되는 안경과 그렇지 않은 안경이 있다. 개인의 얼굴형이나 특징에 맞는 적당한 사이즈와 편안하게 착용할 수 있도록 피팅이 가능하며 잘 어울리는 안경테를 선택해야 한다.

적당한 사이즈란 얼굴 크기에 비례하여 외관상 잘 어울린다는 의미도 있지만 기능적으로도 사이즈가 알맞아야 한다. 높은 도수의 렌즈를 쓰는 사람이 너무 큰 사이즈의 안경을 선택한다든지 안경테의 렌즈 삽입부가 너무 작아 렌즈로서의 제 기능을 다할 수 없는 등의 상황도 함께 고려해야 한다. 단초점이 아닌 누진다초점렌즈와 같은 기능성 렌즈라면 중앙과 하단 부분을 고루 사용해야 하는 등의 조건을 충족시켜야 한다.

안경을 착용했을 때 적당한 높이의 위치에 고정되어야 하고 눈과 안경렌즈의 거리가 너무 가까워도 안 된다. 속눈썹이 닿아 안경렌즈의 코팅에 손상을 주기 때문이다.

안경은 노출되어 있지만 속옷처럼 항상 피부와 접촉한다는 특징이 있기 때문에 소재 또한 중요하다. 안경테에는 일반적으로 플라스틱과 금속이 있는데 소재에 따라 알러지를 유발할 수 있으니 유념해서 선택해야 한다. 간혹 출처를 알 수 없는 저가의 안경테가 문제를 일으키기도 한다.

많은 안경을 추천하다 보니 기본적인 기능에 문제가 있는 것이 아니라면 착용자 본인이 직접 써보고 만족하는 안경일수록 시간이 지나도 만족도가 높다.

_ 안경렌즈 선택

안경테를 고르고 나면 안경렌즈를 선택한다. 렌즈와 테는 안경을 구성하는 가장 기본적인 요소로 안경테가 옷이라면 안경 렌즈는 옷의 소재라고 할 수 있다.

안경렌즈는 대부분 안경사가 추천해 준다. 렌즈는 투명한 플라스틱 재질로 모두 비슷해 보이지만 저마다 가진 색상과 기능과 질이 각양각색이다. 그만큼 안경렌즈의 종류는 다양하다. 기능을 정확하게 모르는 상태에서 선택하기에는 어려움이 따르므로 안경사와 충분한 상담이 필요하다. 가장 중요한 것은 착용자 본인이 얼마나 편안하게 잘 볼 수 있느냐이고 그다음은 렌즈의 기능이다. 렌즈의 표면에는 많은 기능이 코팅되어 있는데 육안으로는 알 수 없다. 렌즈의 코팅은 안경의 성능과 미관, 내구성 등을 결정하는 중요한 요소다. 이는 특정 렌즈에 국한되지 않고 단초점, 다초점, 기능성 안경 등 모든 렌즈에 적용된다.

안경렌즈의 가장 큰 기능은 사물을 보다 뚜렷하게 볼 수 있게 하는 시력 교정이다. 개인적인 생각이지만 그다음은 자외선 차단의 정도이다. 자외선은 흔히 햇빛에서만 발생하는 것으로 알고 있지만 일상에서 알게 모르게 쬐는 일반 조명에서도 발생한다. 자외선은 유해 광선으로 피부와 눈을 손상시킨다. 이러한 점에서 시력이 양호한 편이어도 나안裸眼, 즉 맨눈보다는 자외선 차단 선글라스나 안경을 착용하는 것이 좋다. 눈이 자외선을 받으면 안질환의 발생 위험이 증가할 뿐 아니라 수정체의 혼탁이 오고 백내장도 보다 빨리 찾아올 수 있다. 성인보다 아이들의 눈이 자외선에 더 민감한 것은 누구나 아는 사실이다.

_ 안경 조제 및 가공

시력 검사와 안경테, 안경렌즈의 선택이 끝났다면 주어진 정보와 재료들로 안경 조제 및 가공을 하게 된다. 안경 조제 및 가공이란 단순히 안경을 만드는 것만을 뜻하는 것은 아니다. 안경렌즈의 광학적 요소 외에도 넓게는 해부학적 요소의 안경 피팅도 포함한다. 특히 안경은 늘 노출된다는 점에서 외부에서 어떻게 보이느냐도 중요하기 때문에 안경사는 작은 부분까지 고려하여 조제 및 가공을 한다.

안경 조제 및 가공을 할 때는 가장 먼저 렌즈에 광학 중심점을 지정하기 위한 인점을 찍고 안경테 모양대로 형판을 만든다. 이를 토대로 설계점을 만들고 안경테의 모양에 맞게 렌즈를 자르고 다듬는 과정을 거친다. 이때 사용하는 기계를 '옥습기'라고 한다. 이후에 거친 가장자리를 갈고 완성된 렌즈를 안경테에 끼운다. 마지막으로 렌즈가 제대로 끼워졌는지, 도수의 처방대로 광학적 요소가 적절히 갖추어졌는지 검사한 후 마무리한다.

과거에는 이러한 과정이 안경 조제 및 가공의 일반적인 방법이었지만 지금은 안경테에 맞는 형판을 만들고 안경렌즈를 자르고 다듬는 과정이 자동화되어 자동 옥습기 한 대만 있으면 빠르고 편리하게 안경을 만들 수 있다. 옥습기의 기능과 품질에 따라 약간의 차이는 있겠지만 통상적으로 안경 하나를 만드는 데 걸리는 시간은 15분이면 충분하다.

그렇다면 잘 만들어진 안경은 어떻게 생겼을까?

먼저 안경렌즈는 안경테의 모양과 꼭 맞아야 한다. 잘못 만들어진 안경렌즈는 안경테와 맞지 않아 가장자리나 모서리에 구멍이 생길 수 있다. 그렇게 되면 미관상으로도 좋지 않고 안경렌즈가 안경테 림에 들어가는 사이즈보다 작아질 수 있는데 이런 경우 안경렌즈가 쉽게 빠져버릴 수 있다. 안경렌즈가 빠지면 렌즈에 흠집이 나거나 손상되어 사용할 수 없게 된다.

반대로 안경렌즈가 안경테 림에 들어가는 사이즈보다 커서 억지로 끼워 맞추면 안경렌즈는 빠지지 않겠지만 압박이 커진다. 그렇게 되면 육안으로는 확인할 수 없지만 압박으로 인해 렌즈에 왜곡이 생기게 된다. 이는 도수에 변형을 줄 수 있어 광학적으로 올바르지 못하며 또한 안경렌즈의 수명에도 영향을 준다.

_ 안경 피팅

안경 피팅 과정은 안경의 조제 및 가공이 완전히 마무리된 후 착용자의 얼굴 모양에 맞추는 해부 역학적 과정이다.

제아무리 잘 만든 구두라도 발에 맞지 않으면 신을 수 없듯이 안경도 마찬가지다. 얼굴에 잘 맞지 않는 안경은 꽉 조이거나 흘러내리고 제 위치에 있어야 할 광학 중심점이 잘못되어 비점수차*가 생길 수 있다.

초점이 맞지 않으면 상이 흐리게 보일 뿐 아니라 시력 저하가 올 수도 있다. 시력 저하는 두통, 어지러움증을 유발한다. 실제로 안경 착용자 가운데 제대로 된 원인을 찾지 못하고 두

---

* 비점수차란 광학 수차의 하나로 렌즈를 지나 맺은 상이 흐려 점 Stigmatic이 아닌 비점Astigmatic으로 맺히는 수차이다. 눈에 비점수차가 생기면 '난시'라고 한다.

통을 호소하며 병원에 다니는 사람이 적지 않다.

피팅이 잘 되지 않아 안경이 흘러내리면 연신 고쳐 써야 하거나 코나 귀가 눌려 안경을 장시간 착용하기 어렵다.

안경원에서 피팅을 요청하면 안경사가 뚝딱하고 간단하게 피팅을 하기 때문에 쉬워 보이지만 피팅은 많은 공부와 실무 경험을 필요로 한다. 안경의 초점을 맞추면서 코받침의 적절한 위치를 선정하고 안경다리가 피부에 닿는 면적과 이어팁을 조절하여 안경이 흘러내리지 않도록 한다.

소비자 입장에서는 다소 서운하고 아쉬울 수 있지만 구입처가 아닌 안경원에 안경 피팅을 요청하면 거절하는 곳이 많다. 그도 그럴 것이 우리나라에서는 피팅 비용이 안경 구매 비용에 포함된 경우가 많고 피팅의 특성상 안경을 구부리거나 힘을 주어 조정하기 때문에 파손의 위험도 많다. 초보 안경사는 손님의 오래된 안경을 피팅하다가 안경테를 부러뜨려 진땀을 흘리기도 한다.

인터넷 사이트에서 구입한 도수 없는 선글라스의 착용이 불편할 때 본인이 직접 이리저리 구부리고 피팅하여 사용해도 렌즈에 광학 중심점이 없기 때문에 광학적으로 크게 문제될 일은 없다.

최근에는 도수 처방된 안경을 온라인으로 판매하는 것에 대한 찬반 의견이 팽팽히 이어지고 있다. 소비자의 편의와 세계적 추세를 고려하면 환영할 만한 일이지만 안경업계에서 보는 시각은 조금 다르다. 의료 기기로서 안경의 안전성 문제가 발생할 수 있으며 경쟁의 증가로 영업권 침해가 될 수 있기 때문에 반대하는 의견이 많다.

온라인 판매의 장단점이 있지만 단순히 시력 교정만을 위한 시력 검사로 안경을 조제 및 가공한다면 어지럼증, 약시, 눈모음 장애 등 부작용을 초래할 가능성이 있다.

택배로 배송된 안경은 제대로 피팅이 되지 않아 부작용을 겪게 될 수도 있다. 도수 안경의 온라인 판매가 소비자의 입장에서는 구입이 편리하다는 장점으로 작용하지만 눈 건강을 책임지는 안경사의 시각으로 볼 때 우려되는 것은 사실이다.

안경 처방전

안경원이나 안과에서 시력 검사를 한 후에는 안경 처방전을 받게 된다. 안경 처방전을 보면 주로 영어 약자로 되어 있기 때문에 일반인은 무슨 뜻인지 알기 어렵다. 처방전 읽는 법을 알고 나면 자신의 눈뿐 아니라 가족의 눈 상태와 특징을 보다 잘 이해하는 데 도움이 될 것이다.

안경처방전

	SPH	CYL	AXIS	PRISM, BASE	ADD	PD(mm)
OD						
OS						

안경 처방전의 표기법은 -표기법, +표기법, CC표기법으로 세 가지가 있다. 국제적으로는 필요에 따라 다양하게 쓰이나 우리나라에서는 주로 -표기법을 사용한다.

처방전의 왼쪽에 OD와 OS가 있는데 OD는 라틴어 Oculus

Dexter의 약자로 오른쪽 눈, OS는 Oculus Sinister의 약자로 왼쪽 눈을 의미한다. 편의에 따라 R(오른쪽), L(왼쪽)로 표기하기도 한다. OU는 Oculus Uterque의 약자로 양안을 뜻한다.

SPH는 Spherical의 약자로 구면렌즈다. - 또는 + 부호를 쓰는데 -는 근시, +는 원시다. 안경렌즈의 도수는 D Diopter(디옵터)라고 하며 굴절력을 나타내는 단위로 쓴다. 가장 낮은 도수는 0.25디옵터부터 한 단계에 0.25디옵터씩 올라간다. 절대값의 수치가 클수록 시력이 나쁘다. 보통 SPH값이 -6D보다 수치가 크면 고도근시, -10D보다 수치가 크면 초고도근시다.

CYL은 Cylinder의 약자로 난시 도수를 의미한다. 이 칸이 '0'이거나 비어 있다면 난시가 없거나 굳이 교정할 필요가 없음을 뜻한다. SPH의 값과 마찬가지로 절대값의 수치가 클수록 난시가 심하다. 만일 CYL의 값이 -3.00D 이상이라면 고도난시다.

AXIS는 난시의 방향을 나타내는 축을 의미하는데 CYL값이 '0'이거나 표기되어 있지 않다면 난시가 없으므로 AXIS값도 없다. CYL값이 있다면 반드시 AXIS값도 함께 병기해야 하며 그 값은 1도부터 180도까지의 각도로 표시된다.

PRISM은 눈에 사시나 사위가 있을 때다. 두 눈이 초점을 맞추지 못해 렌즈의 두께를 적절히 조절하여 렌즈를 통과하는 빛의 경로를 특정 방향으로 변경시켜서 초점을 맞춘다. 단위는 △으로 '프리즘'이라고 읽는다. 숫자가 클수록 빛이 꺾이는 각도가 크다. 프리즘은 프리즘 양을 나타냄과 동시에 상하좌우의 기저 방향도 함께 표기해야 한다. BI(BASE IN), BO(BASE OUT), BU(BASE UP), BD(BASE DOWN)로 상하좌우를 표기한다.

ADD는 ADDITION의 약자로 기존 원용 렌즈 도수에 근거리용 도수를 추가할 때 더해지는 값이다. 더해진 값이기 때문에 + 부호로 +1D, +2D와 같이 표기한다. 근거리를 보기 위한 돋보기를 맞추거나 이중초점렌즈, 다초점렌즈를 맞출 때 사용한다.

PD는 Pupillary Distance의 약자로서 동공 간 거리이며 단위는 mm를 사용한다. 원용과 근용의 동공 간 거리가 다르다. 사람마다 얼굴의 생김새와 크기가 다르듯 동공 간 거리도 다양하게 측정된다. 우리나라의 경우 남성은 63~70mm, 여성은 57~64mm의 PD값을 갖는 것이 보통이다.

좋은 안경이란

안경은 눈을 뜨면서부터 잠들기 전까지 사용한다. 그렇기 때문에 가급적 좋은 안경을 써야 하는데 어떤 안경이 좋은 안경일까?

값이 비싸다고 무조건 좋은 안경일까? 값이 비쌀수록 좋은 품질의 안경테와 안경렌즈를 구매할 수 있는 것은 사실이지만 경제 사정도 고려해야 한다. 우리나라 안경렌즈의 품질은 전 세계에서 상위권이라 할 정도로 매우 좋은 편이다. 너무 저렴한 것만 찾으면 적당한 가격의 좋은 렌즈를 두고도 값싸고 질 낮은 수입 렌즈를 쓰는 꼴이니 '싼 게 비지떡'임을 명심하자.

_ 시력에 맞는 안경

안경의 가장 큰 기능은 시력 교정이다. 그 기능과 목적에 맞게 눈에 올바른 도수가 들어가야 한다. 올바른 도수는 안경사에 따라 주관적일 수 있다. 어떤 안경사는 선명하게 보이는 데에 초점을 맞추어 과교정을 할 수도 있고 눈의 편안함에 초점을 맞추어 저교정을 할 수도 있다.

안경을 착용한 후 느끼는 선명함과 편안함도 사람마다 다르다. 적당히 적응해서 쓰는 사람도 있지만 조금만 불편해도 예민하여 적응이 어려운 사람도 있다.

안경사는 시력 검사를 할 때 눈이 볼 수 있는 최고의 시력에 초점을 맞추지 않는다. 근시의 경우 과하게 교정된 안경을 쓰면 아주 깨끗하게 잘 볼 수는 있지만 두통이나 어지럼증을 유발할 수 있다. 장시간 쓰면 근거리 작업 시에 수정체 조절이 자극을 받게 되어 도리어 근시가 더 심해질 수도 있다. 반대로 저교정된 안경을 쓰면 눈은 상대적으로 편안하나 선명하게 보이지 않아 답답하게 느낄 수 있다.

일반적으로 원거리 안경은 눈으로부터 3m 이상의 거리를 선명하게 보기 위한 용도로 사용된다. 원거리 안경을 착용하고 책을 읽을 때나 컴퓨터 화면을 볼 때처럼 가까운 곳을 보게 되면 흐리게 보일 수 있다. 안경 도수는 평소에 사용하는 환경에 맞아야 한다. 그래서 자주 보는 거리를 설정하고 시력 검사를 해야 한다. 거리에 따라서 안경렌즈에 들어가는 도수가 달라지기 때문이다. 일반적으로 원거리는 3m 이상, 컴퓨터 모니터는 50~60cm, 휴대전화는 25~35cm를 보게 된다. 거리별로 안경을 여러 개 가지고 다니는 것은 번거롭기 때문에 원거리부터 근거리까지 시력 교정을 하나의 안경으로 해결하고 싶다면 다초점렌즈를 생각해볼 수 있다. 다초점렌즈는 단초점렌즈보다 더 정교한 작업을 필요로 하며 비용도 고가다.

다초점렌즈는 단초점렌즈에 비해 원거리부터 근거리까지 광학적 초점을 렌즈에 맞추어야 하기 때문에 렌즈 삽입부가 너무 작은 안경테를 사용해서는 안 된다.

렌즈 삽입부가 큰 안경이 유행하기도 하는데 개성 표현을 위해 렌즈 없이 사용하는 것은 괜찮지만 시력 교정용 렌즈가 들어가면 안경이 무거워진다. 또한 렌즈의 광학 중심점으로부터 벗어난 곳을 보았을 때 수차가 발생하여 상이 왜곡돼 보일 수 있다. 상의 왜곡은 시력을 악화시키는 원인이 된다.

좋은 안경을 만들기 위해서는 무엇보다 정확한 안경 도수가 측정되어야 한다. 그 외에도 PD값(동공 간 거리), OH(안경테에 적용되는 동공 높이), 눈과 안경렌즈의 거리, 경사각(안경렌즈의 기울기) 등이 정확한 수치로 조제 및 가공되어야 한다. 그래야 안경이 갖는 광학적 요소를 최대한 만족시킬 수 있다.

_ 쓰기에 편한 안경

원거리 시력 교정용 안경은 수면 시간을 제외하고는 하루종일 쓰게 된다. 그렇기 때문에 속옷처럼 안경의 착용감 또한 편안해야 하고 보이는 것도 편안해야 한다. 정확한 도수의 안경이 완성되었다면 무엇보다 얼굴에 잘 맞아야 한다.

안경은 코와 귀, 관자놀이에 접촉한다. 안경이 무거우면 콧등과 귀에 가해지는 눌림도 심하다. 코와 귀에 빨갛게 자국을 남기기도 하고 피부에 자극을 주어 불편해진다. 착용자가 불편을 느끼지 않는 선에서 적당한 무게의 안경테를 선택하는 것이 좋다. 눈이 나쁠수록 안경렌즈 주변부가 두꺼워져 안경의 무게 또한 무거워질 수 있으니 렌즈 삽입부의 크기도 함께 고려해야 한다.

렌즈 삽입부의 하단이 양볼에 닿기도 하는데 안경 피팅 후 착용하였을 때 편안함을 느껴야 한다. 안경이 흘러내리거나 너무 꽉 조이면 관자놀이나 귀가 아플 수 있다. 또한 안경테의 소재에 따라 안경 피팅이 어렵거나 불가한 경우도 있다. 이런 안경테는 선택을 피하는 것이 좋다.

_ 보기에 좋은 안경

안경의 광학적 요소로서 선명하고 편안하게 보이는 것도 중요하지만 디자인 요소도 아주 크다. 안경을 착용하느냐 마느냐의 여부부터 어떤 안경을 착용하느냐에 따라서도 그 사람에 대한 분위기나 이미지를 만들 수 있다.

안경 사이즈가 딱 맞아 광학적 요소를 만족시키면서 착용감도 편하고 본인에게 잘 어울리는 안경테를 찾으면 좋겠지만 이는 쉬운 일이 아니다. 예쁘게 진열된 안경테를 써 보면 부자연스럽거나 어색하게 느껴지기 십상이다.

사람마다 얼굴 생김새, 모양, 크기, 피붓빛, 동공 간 거리, 눈썹과 눈의 거리, 귀의 높이, 코의 높이가 모두 다르다. 같은 안경테라고 해도 쓰는 사람에 따라 느낌의 차이가 크다.

시력과 상관없이 안경을 패션으로 쓰기도 하고 콘택트렌즈를 미용 목적으로 활용하기도 한다. 다양한 액세서리 중 이미지 변화에 가장 큰 아이템은 단연 안경일 것이다. 유행이 지나거나 디자인이 뒤처지는 안경은 소비자가 외면하고 악성 재고가 된다. 안경사는 광학적, 해부학적 요소뿐 아니라 동시에 훌륭한 패션 코디네이터로서의 역할도 수행해야 한다.

안경테의 구조

늘 착용하는 안경과 친해지는 시간을 가져보자. 안경은 쓰는 사람에 따라 용도가 다르다. 그러므로 디자인이나 컬러, 기능까지도 생각해야 한다.

안경의 구조와 명칭, 소재를 알면 안경을 선택할 때 훨씬 이해도 있는 선택이 가능할 것이다. 우리나라에서는 안경테 각 부분의 용어가 통일되어 있지 않고 대부분 영어다. 안경테는 크게 프론트인 전면부와 사이드인 다리 부분으로 나뉜다.

_ 프론트

림

안경이나 선글라스의 렌즈를 끼우는 부분이다. 렌즈 전부를 감싸고 있으면 온테, 림(아이와이어, Rim or Eyewire)이 없으면 무테, 렌즈의 반만 감싸면 반무테라고 한다.

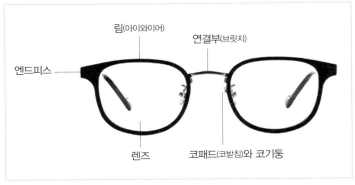

림(아이와이어)

연결부(브릿지)

엔드피스

렌즈

코패드(코받침)와 코기둥

안경 전면부(프론트)

연결부

연결부는 브릿지Bridge라고도 한다. 프레임의 중앙에 위치하며 안경의 양쪽 림을 연결해주는 역할을 한다. 안경의 견고함에 영향을 미치며 이미지를 만드는 데에도 큰 역할을 한다.

렌즈

렌즈Lens는 안경의 가장 중요한 기능을 담당하며 눈의 시력을 교정하기 위한 용도로 사용된다.

코패드

코패드Nose pad 또는 코받침이라고 한다. 코받침을 조정하여 안경의 높이 또는 렌즈와 눈과의 거리를 조정할 수 있다. 특히 코받침은 피부와 직접 닿기 때문에 안정적으로 피팅하여 편안하게 해주어야 하고 늘 깨끗하게 관리해야 한다.

_ 사이드

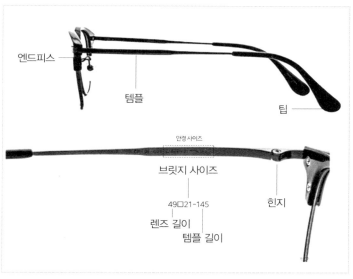

안경 측면부(다리 부분)

엔드피스

림과 안경테 다리를 연결해주는 부분이다.

템플

템플Temple은 안경다리로 피부에 직접 닿기 때문에 소재가 중요하다. 일부 금속 소재는 알러지를 일으킬 수 있다.

팁

팁Tip은 안경다리의 끝부분으로 보통 ㄱ자로 꺾여 귓바퀴에 거는 부분이다. 코받침과 마찬가지로 인체에 닿는 부분이고 일반적으로 플라스틱 소재로 만들어진다.

힌지

힌지Hinge는 엔드피스와 안경다리인 템플 부분을 연결하여 안경테가 접히도록 설계된 부분이다. 너무 꽉 조이거나 헐렁하지 않게 적당히 조여야 한다.

안경 사이즈

안경테 안쪽에는 49□21-145와 같이 숫자가 있다. 만일 숫자가 보이지 않는다면 피부와의 잦은 마찰로 지워진 것이다.

이 숫자들은 각기 뜻하는 의미가 있다.

맨 앞의 49는 안경렌즈의 가장 긴 쪽의 수평 길이를 뜻한다. 21은 림 사이를 연결해주는 안경테 브릿지의 길이이고 마지막 145는 안경다리의 길이를 뜻한다. 이처럼 안경다리 안쪽에는 안경의 사이즈와 안경의 모델명이 표기되어 있다.

안경테의 소재

"사진에 있는 플라스틱 안경테의 소재는 무엇인가요?"

"저는 -5디옵터에 난시까지 있어서 시력이 좋지 않은데 뿔테 말고 일반 금속테로 된 안경을 쓸 수는 없을까요?"

"이 테랑 저 테는 비슷해 보이는데 가격 차이가 왜 이렇게 커요?"

요새는 손님들의 질문 수준에 자주 놀란다. 안경테는 대부분 뿔테나 금속테 중 선택하기 마련인데 언젠가부터 구체적인 안경테의 소재에 대한 질문을 받곤 한다.

안경테는 크게 플라스틱과 금속 그리고 천연 소재로 나뉜다. 이외에도 셀 수 없을 정도로 많다. 안경테의 소재를 알면 각각의 특징을 알 수 있고 자신에게 어떤 소재가 맞을지 판단할 수 있다. 예를 들면, 같은 플라스틱이어도 충격에 강한 것이 있고 약한 것이 있다. 또 피팅이 용이하거나 어려운 것도 있다.

_ 플라스틱 소재

TR

TRTetoron Rayon(테트론 레이온)은 플라스틱 소재 중 가장 흔하게 사용되며 대부분은 저렴한 편이다. 아기의 젖병, 광케이블이나 칫솔 등에도 자주 사용되고 테트론과 합성섬유인 레이온을 섞어 만든다. 이 소재는 탄성이 좋고 가볍다. 붕어빵을 만들듯이 액체를 형틀에 굳혀서 만드는 사출성형 방식으로 찍어내기 때문에 완성도 면에서 다른 소재에 비해 품질이 떨어질 수 있다. 안경테의 코팅이 벗겨지거나 오래 쓰면 틀어질 수 있다. 탄성이 좋아서 작은 충격에는 부러지지 않고 휘기만 한다. 세부적인 피팅은 할 수 없으나 잘 맞기만 하면 추가 피팅이 필요 없다는 장점이 있다.

PC

PCPolycarbonate(폴리카보네이트)는 TR과 마찬가지로 사출성형 방식으로 만든다. 주로 패션용으로 제작되어 안경원에서는 거의 판매하지 않는다. 길거리에서 안경알 없이 판매하는 유명 브랜드를 본뜬 제품 중 다수가 폴리카보네이트 소재다. 테 자체가 매우 딱딱하여 피팅이 어렵고 착용한 상태로 충격을 입어 테가 부러지기라도 하면 얼굴에 상처가 날 수 있으니 조심해야 한다.

셀룰로오스 아세테이트

아세테이트 안경테도 흔하게 볼 수 있는 플라스틱 소재이다. 사출성형이 아닌 판자재를 깎아 만드는 방식을 취한다. 색상이 화려하고 고급스러운 색감의 안경테를 만들 수 있고 광택이 뛰어나 유명 브랜드의 뿔테나 선글라스를 제작할 때 자주 사용된다. 열에는 다소 약하기 때문에 주기적인 피팅이 필요하다. TR테에 비해 중량감이 있어 착용감이 떨어진다고 느낄 수 있다.

울템

울템은 항공기 내부에 들어가는 신소재로 유명하다. 열과 외부 충격에 강할 뿐 아니라 아주 가볍고 화학 반응이나 땀에도 변형이 없어 항공, 반도체, 각종 의료 기기 등에 폭넓게 사용된다. 울템을 소재로 한 안경테는 연성이 높아 부드러운 특징이 있다. 장점이 많지만 열에 강하고 부드러운 만큼 피팅이 어렵고 디자인이 한정적이라는 단점이 있다.

셀룰로이드

셀룰로이드 소재는 1980년대 이전에 주로 사용되었는데 아세테이트 소재 안경과 상당 부분 비슷하고 색감도 비슷하여 구분이 쉽지 않다. 아세테이트 소재보다 발화점이 낮아 열에 약하다. 현재는 많은 브랜드에서 셀룰로이드보다는 아세테이트 소재로 안경테를 제작하고 있다. 셀룰로이드 소재의 안경테는 많이 사용되지는 않지만 일부 브랜드에서 특유의 색감을 표현하기 위해 사용하고 있다.

옵틸

에폭시 수지의 일종으로 셀룰로오스 아세테이트 소재보다는 가볍고 비교적 변형이 적지만 피팅이 어렵다. 피부 자극이 적은 편이고 특수 코팅이 되어 있어 각종 화장품이나 스프레이, 땀, 오염으로부터의 부식에 강하다. 다른 플라스틱 소재보다 20퍼센트 이상 가벼운 데다 성형 가공법으로 제작된다. 이러한 장점 때문에 옵틸테는 플라스틱 재질 중 가장 뛰어난 평가를 받는다.

_ 금속 소재

모넬

모넬Monel은 소량의 철 성분이 있고 구리와 니켈이 1:2 비율의 합금 소재다. 구리의 유연함과 니켈의 단단함이 섞여 부식에 강하고 튼튼한 것이 특징이다. 오래 착용할 수 있고 피팅이 용이하다는 장점이 있다. 금속 소재 중 가장 많이 쓰이지만 무거운 편이고 피부 알러지를 유발할 수 있어 주의해야 한다.

티타늄

티타늄Titiniym은 가볍고 내구성이 뛰어나다. 같은 강도의 철보다 절반 이상 가볍고 바닷물에 담가도 부식되지 않아 터빈 날개나 비행기 기체 재료, 공업 재료에 두루 사용된다. 피부 자극에 의한 알러지도 없어 인체 친화적이다. 가열하면 강한 빛을 내면서 타기 때문에 땜질이나 수리가 어렵고 그만큼 다루기 까다롭다. 일반 금속테에 비해 가격이 비싼 편이다.

베타티타늄

티타늄 소재와 마찬가지로 가볍고 튼튼하다. 현존하는 금속테 중에서 가장 인체 친화적인 소재로 꼽힌다. 티타늄보다는 부드럽고 잘 구부러져 안경다리에 많이 사용된다. 티타늄에 다른 금속을 섞어 더 강한 강도를 만들기 때문에 무게는 조금 더 나가는 편이다. 제조 공법이 매우 까다로우며 제작비와 기술력 또한 높은 수준을 요구하므로 고가에 판매되고 있다.

스테인리스 스틸

스테인리스 스틸Stainless Steel은 금속이 사용되는 분야에 두루 사용되는 소재다. 일반적으로 철보다는 부식에 강하고 티타늄보다는 약하다. 피부 알러지를 유발하지 않고 매끈하게 광택을 잘 낼 수 있는 소재다. 안경의 모양을 잘 유지하므로 피팅을 잘 해두면 많은 움직임에도 변형이 적은 특징이 있다.

탄소 섬유

탄소 섬유는 신소재로 'Carbon Fiber'라고 하는데 보통은 카본이라고 부른다. 철보다 가볍고 내구성은 더 뛰어난 특징 때문에 철을 대신하여 항공기나 조선, 자동차, 자전거 분야 등 다양한 곳에서 사용한다. 소재로는 훌륭하지만 가격이 비싸서 보통 안경테의 다리나 전면부에만 사용한다. 카본 특유의 탄성으로 인해 피팅이 쉽지 않다는 특징이 있다.

형상 기억 합금

형상 기억 합금의 주성분은 대부분 티타늄과 니켈이 차지하고 일부는 다른 금속으로 구성된다. 형상 기억 합금 소재의 안경테는 일반 금속테에 비해 가볍지만 티타늄보다는 무겁다. 제작 시 공장에서 일정한 시간과 온도를 유지하는 방법으로 안경테에 그 모양을 기억시킨다. 물론 원자재는 구부러진다. 온도가 5도 밑으로 내려가면 복구력이 떨어지기 때문에 추운 날에는 주의를 요한다. 일반적으로 니켈 도금을 하기 때문에 피부 알러지의 유발 가능성은 일반 금속테와 동일하다.

양백

양백Nickel Silver은 구리 약 64퍼센트, 니켈 약 18퍼센트, 아연 약 18퍼센트의 비율인 세 가지 금속 합금으로 이루어진다. 빛이 희고 녹슬지 않으며 상온에서 가공하기 쉬워서 식기나 장식품을 만드는 데 많이 쓰인다. 금속 중에서도 절삭성과 가공성이 뛰어나 초기 금속 안경테 제작에 많이 사용되었다. 현재는 사용량이 줄어 안경테의 일부인 힌지와 브릿지 등 주로 가공 시에 쓰인다. 안경을 오래 쓰다 보면 코받침에 녹청 현상이 발생하는데 이는 양백의 구리 성분으로 인한 것이다.

_ 천연 소재

구갑테

구갑(귀갑)테는 바다거북과의 하나인 대모거북의 등껍질을 이용해 제작한 안경테로 초고가 소재다. 금액이 1천만 원 이상인 것도 있으며 더 비싼 것은 억대를 호가한다. 그래서 재벌 총수들이 착용하는 안경으로 주목을 받기도 했다. 소재의 희귀성 때문이기도 하지만 사업의 성공과 무병장수의 속설이 있어 많이 찾는다. 색깔은 밝은 황색부터 적갈색, 검은색이 있는데 밝을수록 고급이다. 구갑테는 동물에서 비롯된 만큼 피부 알러지를 발생시키지 않는다. 천연 소재라 보관 방법, 온도, 습도, 피팅이 까다로운 만큼 관리가 소홀하면 부패할 수 있다.

무소뿔

안경이 처음 만들어질 때 주로 코끼리 상아나 동물의 뿔을 이용했기 때문에 '뿔테'라는 이름이 붙었다. 무소뿔테는 혼

Horn테나 버팔로혼Buffalo horn테라고도 한다. 뿔을 그대로 가져와서 만들기 때문에 색이 화려하고 제작된 안경마다 색과 결이 다르다. 구갑테와 같은 특징으로 오래 쓸수록 색감이 깊고 진해진다. 일반 플라스틱 안경테에 비하여 더 단단하고 가볍다. 단단하기 때문에 테를 구부리거나 피팅에 특별한 기술이 필요하다. 천연 소재의 특성상 습도가 낮은 곳에 오래 보관하면 갈라짐이 있을 수 있다.

나무

천연 소재 중 구갑테와 무소뿔테는 동물 소재, 나무테는 식물 소재로 대표적이다. 나무에 따라 특유의 질감과 색상이 다르다. 나무테를 착용하면 가볍고 트렌디한 인상을 심어줄 수 있다. 가벼우면서 목재 특유의 견고함과 내구성으로 부식과 오염, 습도에 강하다. 휘어지지 않아 피팅이 어렵고 온·습도에 따라 갈라지거나 뒤틀리므로 세심한 관리가 필요하다. 충격을 받으면 테가 부러지면서 얼굴을 다칠 위험이 있다.

압축 렌즈

안경원에서 한 번, 두 번, 세 번, 네 번 압축한 렌즈에 관한 설명을 들어본 적이 있을 것이다. 압축 횟수에 따른 차이점은 무엇일까. 열 번, 스무 번 압축해서 더 얇게 쓸 수 있다면 좋지 않을까. 여러 번 압축할수록 렌즈의 두께가 얇아 무게도 가벼워지고 눈도 덜 작아 보인다는 것을 알 것이다. 그렇다면 네 번보다 더 많은 횟수를 압축하면 훨씬 더 얇고 가벼운 안경을 쓸 수 있을 텐데 그렇게 하지 않는 이유는 무엇일까?

_ 압축과 굴절률

안경렌즈는 '압축'과는 아무런 관련이 없다. 다시 말해 압축 렌즈는 잘못된 표현이다. 플라스틱 안경렌즈에 힘을 가해 압축을 한다면 어떻게 될까? 당연히 깨지고 말 것이다. 안경사도 '압축'이라는 단어가 올바른 표현이 아님을 알면서도 소비자

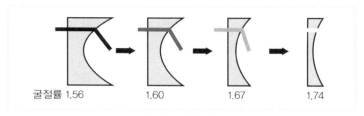

굴절률 1.56   1.60   1.67   1.74

안경렌즈의 굴절률

를 쉽고 빠르게 이해시키기 위해 관습적으로 사용할 뿐이다. 또한 한 번, 두 번의 기준이 안경원마다 다르기 때문에 굴절률의 차이를 알면 더 명확하게 안경렌즈를 선택할 수 있다.

안경렌즈의 압축 횟수는 소재에 따른 굴절률의 차이로 구분할 수 있다. 소재가 다르면 굴절률뿐 아니라 강도와 밀도, 투과율, 아베수Abbe's number* 등이 모두 달라진다. 안경렌즈마다 갖는 소재의 밀도가 굴절률을 다르게 하며 밀도가 낮을수록 빛이 덜 꺾이고 높을수록 많이 꺾인다.

안경렌즈의 굴절률은 1.50, 1.56, 1.60, 1.67, 1.70, 1.74, 1.76

---

*   아베수는 광학 유리의 빛의 분사에 관한 성질을 수치화한 것으로 주로 렌즈 등의 색수차 보정을 위한 계산에 이용되는 수치이다. 아베수가 높을수록 빛이 매질을 통해 분산되는 양이 적어 더 선명한 상을 얻을 수 있다.

도수	1.56 INDEX	1.60 INDEX	1.67 INDEX	1.74 INDEX
−8.00				
−6.00				
−4.00				
−2.00				

렌즈 두께 비교

으로 일곱 가지 종류가 있다. 이 중 1.56, 1.60, 1.67, 1.74가 보편적으로 쓰인다.

두께가 얇아도 굴절률이 높을수록 빛이 많이 꺾여 굴절률이 낮은 두꺼운 렌즈를 쓰는 것과 동일한 효과를 볼 수 있다. 일반적으로 굴절률이 낮을수록 안경렌즈의 두께가 두껍고 가격이 저렴하다. 강도는 약하고 색수차(Chromatic Aberration, CA) 수치가 낮아 더 선명하고 피로감이 적다.

굴절률이 높을수록 두께는 얇고 가격은 비싸다. 강도는 강하지만 선명도가 떨어지며 피로도가 높아진다. 선명도와 피로도의 차이 때문에 비싸고 얇은 렌즈를 선호하는 것이 결코 좋다고 할 수는 없다. 대부분은 선명도에 큰 차이를 느끼지 못하지만 민감한 사람은 고굴절률 렌즈로 교체한 후 뿌옇다고 느낄 수도 있다. 도수가 높지 않다면 선명하고 밝게 쓸 수 있는 유리 렌즈나 낮은 굴절률의 렌즈를 선택하는 것이 좋다.

굴절률과 아베수의 관계

굴절률	아베수
폴리카보네이트	31
1.50	58
1.56	36
1.60	40~42
1.67	31
1.70	36
1.74	31
1.76	30

굴절률 1.50 렌즈는 CR-39를 원료로 만들어 렌즈 중에서는 가장 두껍고 저렴하다. 하지만 아베수는 가장 높기 때문에 낮은 도수의 안경 착용자라면 렌즈의 두께가 그리 두껍지 않으니 고려해볼 만하다. 굴절률 1.56 렌즈는 중굴절 렌즈로 통상 -0.25~-3.00D 도수 안에서 쓴다. 굴절률 1.60 렌즈는 고굴절 렌즈로 안경렌즈 중 강도가 가장 강하다. 안경테가 무테나 반무테라면 1.60 렌즈가 좋다. -0.25~-5.00D의 도수 범위 안에서 쓴다. 굴절률 1.67 렌즈는 초고굴절 렌즈로 티오우레탄이

나 폴리우레탄 등 우레탄 계열을 원료로 하며 1.60 렌즈보다
더 얇다. -4.00~-8.00D 도수 범위 안에서 쓴다. 굴절률 1.74의
렌즈는 '일점칠사'라고 하며 에폭시 계열을 원료로 하고 안경
렌즈 중에서는 가장 얇다. -8.00D를 넘어가는 도수에서 쓴다.
이는 이해를 돕기 위한 대략적인 도수 범위이며 처방이나 안
경테, 안경사의 판단에 따라 얼마든지 달라질 수 있다.

_ 구면렌즈와 비구면렌즈

같은 굴절률의 안경렌즈라도 디자인의 종류가 다르다. 하나의
안경렌즈에 굴절률이니 디자인이니 코팅이니 신경 쓸 것이 많
아 복잡하게 느껴지겠지만 이 중 어느 것 하나 중요하지 않은
것이 없다. 그러므로 아는 만큼 더 합리적이고 효율적인 선택
을 할 수 있다.

　인간의 각막과 수정체는 눈 전체 굴절률의 약 70퍼센트와
30퍼센트를 담당하며 초점을 맞춘다. 각막과 수정체는 동그
란 모양으로 구면처럼 보이지만 완전한 구면은 아니다. 그러
므로 안경렌즈가 구면이면 망막에 맺히는 초점이 주변부로 갈
수록 상이 분산되어 흐리게 보인다.

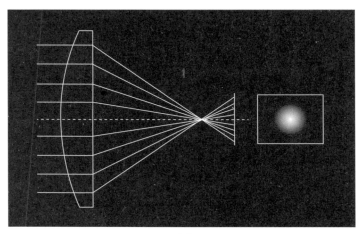

구면렌즈

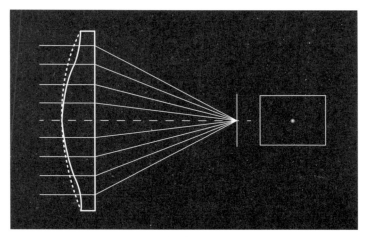

비구면렌즈

안경렌즈 디자인은 구면, 비구면, 양면 비구면렌즈로 크게 세 종류로 나눌 수 있다. 구면 설계Spherical design된 렌즈는 빛이 렌즈 주변부를 통과할 때 중심부를 통과할 때보다 더 짧은 거리에 초점을 맺어 구면 수차*를 발생시킨다. 초점이 광학 중심부에서 벗어나면 안경 착용자는 구면 수차로 인해 흐리게 보이게 된다.

비구면 설계Aspherical design된 렌즈는 표면의 설계를 평평하게 바꾸어 구면이 아닌 비구면의 형태로 만든다. 중심부와 주변부에서 렌즈를 통과하여 들어오는 빛이 한 점에서 만나 구면 수차가 적어지도록 만들어준다. 그래서 주변부의 시야 흐림이 거의 없으며 렌즈의 일부가 평평해져 더 얇고 가벼워진다. 이러한 장점으로 인해 비구면렌즈는 안경렌즈뿐 아니라 RGP콘택트렌즈나 인공수정체 등 다방면에 적용되고 있다.

양면 비구면 설계된 렌즈는 안팎 양면이 비구면으로 디자인되어 두께는 가장 얇고 선명하며 피로감도 적다.

이해를 돕기 위해 그림을 보자.

---

*   구면 수차는 굴절된 빛이 한 점에 모이지 않고 분산되는 현상으로 상이 흐리게 보이고 눈부심과 빛 번짐을 일으키는 것을 뜻한다.

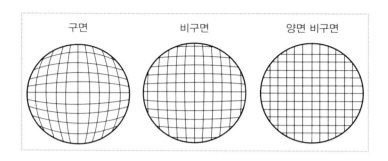

| 구면 | 비구면 | 양면 비구면 |

　　구면에서 비구면 그리고 양면 비구면으로 갈수록 렌즈 바깥쪽의 왜곡이 사라지는 것을 볼 수 있다. 이렇게 비구면렌즈는 구면렌즈에 비해 두께도 감소하고 그만큼 무게도 가벼우며 주변부의 왜곡 현상도 최소화하는 장점이 있다. 비구면렌즈가 구면렌즈에 비해 금액이 비싸고 주변부 상의 왜곡이 적어지는 것은 렌즈 주변부의 도수가 균일하지 않고 더 적게 들어가기 때문이다. 구면렌즈를 쓰다가 비구면렌즈를 쓰면 도수에 따라 더 흐려 보일 수도 있다. 비구면렌즈는 주로 근시와 난시가 심한 경우에 추천한다.

　　눈이 작아보인다는 이유로 안경이나 콘택트렌즈 착용자들이 외출할 때 안경을 기피하는 경향이 있다. 비구면렌즈를 쓰면 구면렌즈보다는 다소 완화되지만 티가 날 만큼 차이가 크지는 않다. 안경렌즈를 선택할 때 '눈이 작아지는 것'에 목적을 두고 비구면나 양면 비구면렌즈를 선택해서는 안 된다. 사람에 따라 느끼는 것은 모두 다르기 때문에 비싼 것만이 정답은 아니다. 안경사와 충분한 상담과 함께 자신의 눈이 안경에 어느 정도 적응하는 경험이 필요하다.

안경렌즈의 기능

과거에는 유리 재질의 안경렌즈가 많았지만 지금은 대부분 플라스틱 재질이다. 유리는 플라스틱에 비해 흠집에 강하며 선명한 시야를 제공하지만 무겁고 파손되거나 깨지기 쉬울 뿐아니라 얼굴을 크게 다칠 수 있다는 치명적인 단점이 있다.

플라스틱 렌즈는 가볍고 가공이 쉽다. 다만 흠집에 취약하기 때문에 눈을 보호하기 위하여 렌즈 표면에 다양한 코팅으로 기능과 내구성을 강화한다.

_ 무코팅

코팅이 전혀 되지 않은 플라스틱 렌즈로 우리나라에서는 거의 사용하지 않는다. 번들거리는 겉보기와 달리 자외선은 전혀 차단하지 못한다. 흠집도 쉽게 생기며 닦아도 깨끗하지 않다. 그야말로 투명한 플라스틱 덩어리인 셈이다.

_ UV 코팅

자외선은 눈에 보이지 않지만 사람의 신체 중 눈에 가장 쉽게
손상을 준다. 각막은 자외선-B 영역의 파장을 흡수하는데 자
외선이 끊임없이 노출되면 광화학적으로 눈 손상의 원인이 된
다. 야외 생활을 하거나 밝은 조명에 노출되어 있다면 자외선
차단은 필수다. 자외선은 피부와 눈의 노화를 촉진하여 백내
장과 녹내장을 유발하기도 한다. 특히 백내장 수술 후에는 수
정체가 제거되어 자외선을 중간에서 흡수하지 못하기 때문에
망막까지 직접 투과되므로 반드시 자외선을 차단해야 한다.

UV 코팅(자외선 차단 렌즈)은 안경의 코팅 기능 중 가장 중요
한 요소다. 평소에도 안경이나 선글라스를 착용하는 것이 맨
눈으로 생활하는 것보다 훨씬 낫다.

_ 하드 코팅

기본적으로 안경렌즈에는 하드 코팅이 되어 있다. 플라스틱
렌즈는 흠집에 취약하고 흠집은 사물을 선명하게 보는 데 영
향을 준다. 그로 인해 코팅이 벗겨져 자외선 차단이 덜 되는 등

렌즈의 기능에 문제를 줄 수 있다. 하드 코팅은 이런 흠집이 생기는 것을 어느 정도 막아주는 일종의 보호 필름이다. 하드 코팅을 하면 내구성이 좋아지고 렌즈의 수명도 연장된다.

_ 반사 방지 코팅/멀티 코팅/AR Anti Reflection 코팅

하드 코팅과 더불어 안경렌즈 대부분에 기본으로 되어 있는 코팅이다. 안경렌즈를 전등에 비추면 초록색이나 파란색으로 반사되는데 이는 멀티 코팅의 색상이다. 얇은 코팅을 여러 겹 입혀 빛 반사를 최소화한 것으로 멀티 코팅이 되어 있지 않으면 밖에서 볼 때 안경렌즈에 빛이 반사되어 선명하지 않고 뿌옇다. 이 멀티 코팅 덕분에 빛 반사를 감소시켜 선명하고 깨끗하게 볼 수 있는 것이다. 그 외에도 먼지나 머리카락이 붙지 않도록 정전기 방지와 전자파 방해 방지 기능의 코팅도 함께 되어 있다.

_ 초발수 코팅/스크래치 방지 코팅

추운 곳에서 따뜻한 곳으로 들어가거나 뜨거운 국물을 마실 때 안경에 김이 서린 경험이 있을 것이다. 그렇게 되면 순간적으로 시야가 확보되지 않아 불편함을 느끼게 된다. 초발수 코팅은 표면을 매끄럽게 처리하는 자동차의 유리막 코팅과 비슷하다. 안경렌즈 표면에 마찰 계수를 줄여 습기가 차올라도 김 서림이 훨씬 적고 물방울 형태로 맺혀 미끄러진다. 외부로부터의 흠집에도 강하고 이물질에도 세척이 쉽다. 안경렌즈의 종류에 따라 기본 옵션인 경우도 있고 따로 추가하기도 한다.

　시간이 지날수록 기능이 약화되지만 안경렌즈의 수명을 상당히 연장시켜 준다.

_ 야간 운전 전용 코팅

브랜드에 따라 드라이브 세이프, 드라이브 어시스트 등 칭하는 이름은 약간씩 다르다.

　우리 눈의 동공은 주변의 빛이 밝으면 작아지고 어두우면 커진다. 동공이 커질수록 들어오는 빛으로 인해 상이 더 번져 보이는데 이를 빛 번짐이라 한다. 특히 시력 교정 수술을 하면 부작용으로 빛 번짐이 심해질 수 있다. 기본적으로 눈은 선명하게 보려는 욕구를 가지고 있기 때문에 흐리게 보이거나 빛

번집에 장시간 노출되면 상당한 피로를 느낀다. 야간 운전 전용 코팅은 동공의 크기를 고려하여 설계되었는데 야간 운전 시 생기는 눈부심이나 빛 번짐을 차단하여 불편함을 최소화하고 쾌적한 운전을 유도한다. 반드시 운전할 때만 사용 가능한 것은 아니고 평소에 눈부심이 있거나 갈색 계열 안경렌즈에 편안함을 느낀다면 고려해볼 만한 렌즈다.

_ 청광 코팅/블루라이트 차단 코팅

블루라이트, 청색광이란 가시광선 중에서 380~500nm의 파장에 존재하는 강한 에너지를 지닌 광원을 말하는데 대표적으로 태양, 컴퓨터 모니터나 스마트 기기의 디스플레이, 조명 등에서 방출된다. 맑은 날 청명한 하늘에서 산란되는 빛 역시 블루라이트다. 블루라이트 차단 코팅은 다양한 빛의 파장 중 우리 눈에 유해한 청색광을 차단하여 눈을 보호하기 위한 목적으로 출시되었다. 청광을 많이 차단할수록 렌즈는 노란색을 띤다. 일각에서는 블루라이트 차단 안경은 상술일 뿐 눈 건강에 큰 도움을 주지 않는다는 주장이 있는데 임상 후기를 종합해보면 블루라이트 차단 안경이 그렇지 않은 안경보다 장시간 착용 시에도 눈이 더 편하게 느껴진다는 의견이 지배적이다.

_ 근적외선 코팅

빛의 파장 중 붉은색 광선 바깥[外]에 있는 빛을 적외선, 그 적외선 중에서도 붉은색 광선에 인접해 780~1400nm 범위에 있는 적외선을 근적외선IR이라고 한다. 자외선과는 다르게 빛에너지는 높지 않으나 침투력이 강해 노출 정도와 시간에 따라 백내장이나 망막 손상의 원인이 될 수 있다. 근적외선을 차단하면 안질환을 예방하고 눈가의 주름이나 피부 노화도 예방할 수 있을 것이라는 아이디어에서 출시되었다. 근적외선 코팅 렌즈는 보통 자외선과 청광 차단 코팅도 함께 되어 있는 것이 일반적이다.

_ 내열 코팅

안경이 완성되면 손님에게 알려주는 안경 관리법이 있다. 안경을 쓴 채 뜨거운 물에 샤워를 하거나 사우나에 가지 말라는 것이다. 안경렌즈의 코팅은 열에 약해서 뜨거운 온도에 견디지 못하고 손상되기 때문이다. 내열 코팅은 이러한 열에도 견딜 수 있도록 고안된 코팅으로 주방에서 뜨거운 불에 노출되거나 온천이나 사우나에서도 쓸 수 있다. 다만 내열 코팅된 경우 열에 노출되었을 때 다른 기능의 코팅은 손상되므로 쓸모가 없어진다는 단점은 있다.

_ 컬러 코팅/틴트 렌즈/색안경

선글라스처럼 짙은 색은 아니지만 눈이 비치도록 옅은 컬러 렌즈가 들어가는 안경으로 틴트 렌즈가 있다. 뚜렷한 개성을 표현하기 위해 많이 사용한다. 패션의 효과도 있지만 각 컬러마다 파장을 제거하거나 증폭해주는 효과가 있어 눈의 피로를 줄일 수 있다. 아주 밝은 곳에서 근무를 한다면 갈색 계열의 색을 조금 입혀 눈을 보호할 수 있다. 장점은 색깔과 농도를 원하는 대로 직접 선택할 수 있다는 것이다.

갈색 계열은 조명 아래서 눈부실 때나 스키장, 해변에서 착용하면 좋다. 노란색과 주황색 계열은 어두운 곳이나 흐린 날 보다는 선명하게 보고자 할 때 좋고, 초록 계열은 자연색에 가까우므로 해변이나 스키장, 골프장 등에서 착용하면 좋다.

_ 변색 렌즈/조광 렌즈/감광 렌즈

변색 렌즈는 자외선이나 온도, 습도에 따라 색이 변하는 렌즈이다. 자외선이 강할수록, 온도와 습도는 낮을수록 더 진하고 빠르게 변한다. 그래서 햇빛이 있는 야외에서는 어두운 색으로, 실내에서는 다시 투명한 색으로 변한다. 제조 회사에 따라 상이하지만 색이 짙어지는 데는 보통 1~2분, 다시 투명하게 되는 데는 3분 정도 걸린다.

안경과 선글라스를 같이 들고 다니기 번거로울 때 변색 렌즈를 많이 선택한다. 단점이 있다면 컬러 선택은 자유롭지만 농도는 선택할 수 없다는 점과 바깥의 환경과 조건에 따라 원하는 만큼 짙은 색으로 변하지 않는다는 것이다.

_ 미러 코팅

렌즈 표면에 백금, 수은, 티타늄 등의 얇은 막을 입혀 거울처럼 반사광을 발생시킨다. 거울 코팅 렌즈라고도 한다. 밖에서 보면 착용자의 눈이 전혀 보이지 않으며 렌즈 표면이 반짝반짝하고 거울처럼 반사되어 멋스럽게 보인다. 미러 코팅의 가장 큰 장점은 눈부심을 최소화한다. 초기에는 높은 산행이나 스키장에서 착용하는 스포츠 목적이 많았는데 최근에는 패션 선글라스에 많이 활용되는 추세다. 작은 흠집도 티가 나기 때문에 보관에 신경써야 하며 세척할 때도 흠이 나지 않도록 조심히 닦아야 하고 온도가 높은 곳에 보관하면 안 된다.

_ 누진다초점렌즈

누진다초점렌즈는 안경렌즈 하나로 원거리부터 근거리까지 모두 선명하게 볼 수 있는 렌즈다. 먼 거리를 볼 수 있는 원용부, 중간 거리를 보는 누진대, 가까운 곳을 보는 근용부로 설계되어 있다. 렌즈 하나에 여러 도수가 들어가 있는 셈이다. 그래서 고개만 움직이면 모든 거리를 제약 없이 선명하게 볼 수 있어 편리해 보이지만 적응 시간이 필요하다. 과거에는 원용 안경과 근용 안경을 따로 가지고 다녀야 하는 노년층이 주로 사용하였는데 점점 젊은 사람도 쓸 수 있는 누진다초점렌즈가 나오고 있다.

선글라스 선택

선글라스의 시초는 중국의 재판관들이 눈의 표정을 감추기 위해 안경렌즈를 불에 검게 그을려 쓰던 것에서 비롯되었다고 한다. 그 외에도 1930년대에 미군의 전투기 조종사들이 태양 광선으로부터 눈을 보호하기 위하여 쓰기 시작했다는 주장이 있다.

봄이 지나고 햇빛이 강해지면 선글라스를 찾는 사람이 많아진다. 그런데 일반적으로 알고 있는 것과 달리 눈부심은 햇빛이 강한 여름보다 겨울이 더 심하다. 선글라스의 첫 번째 목적은 자외선 차단이나 패션이 아니라 눈부심 차단이다. 외부에서 들어오는 유해 광선의 차단은 안경렌즈로도 충분하다. 선글라스를 쓰면서 눈을 보호하기는커녕 해롭게 만드는 일은 피해야 한다.

햇빛에 오랜 시간 노출되면 피부와 눈 건강에 좋지 않다. 외출 시 얼굴에 자외선 차단제를 바르듯 눈도 자외선 차단이 필요하다. 눈이 자외선에 오래 노출되면 각막염이나 백내장, 황반변성 등의 안질환을 일으킬 수 있기 때문이다.

선글라스는 완전하게 자외선이 차단될까? 반드시 그렇지는 않다. 그렇다면 렌즈의 색이 짙을수록 자외선은 더 차단될까? 그렇지 않다. 선글라스 렌즈의 색상과 자외선 차단은 아무런 관련이 없다. 렌즈가 너무 짙으면 전체적으로 투과되는 가시광선의 양은 줄지만 오히려 시야에 방해가 될 수 있으므로 착용자의 환경을 고려하여 선택해야 한다. 보통 75~80퍼센트의 농도를 추천한다. 이 농도는 밖에서 바라보았을 때 눈이 들여다보이는 정도다.

안경렌즈마다 종류가 다르고 설혹 같은 종류라 해도 품질이 모두 다르듯 선글라스도 마찬가지다. 무엇보다 로드숍이나 인터넷에서 저가로 판매하는 패션 선글라스는 착용하지 않기를 권한다. 겉보기에는 품질이 비슷해 보여도 저가형 제품은 대부분 아크릴 렌즈이므로 해외에서 싼 가격에 대량으로 생산된다. 자외선 차단 효과가 없을뿐더러 도수가 없는 데도 빛이 굴절되어 엉뚱한 곳에 초점이 맞추어져 짧은 시간 착용해도 어지러움증이나 두통이 생길 수 있다. 무엇보다 초점이 맞지 않아 빛이 굴절되면 시력 저하의 위험을 피할 수 없다.

선글라스의 렌즈는 무엇보다 자외선 차단율이 가장 중요하다. 첫 번째 기준은 태양광이나 반사광으로부터 자외선 차단이 얼마나 잘 되는지 알아보아야 한다. 제대로 만들어진 제품이라면 99퍼센트 이상의 자외선을 차단할 수 있어야 한다. 믿을 만한 브랜드의 제품이면 더 좋고, 모르더라도 안경사와의 상담을 통해 구매하는 것이 안전하다. 확실한 것은 UV400 인증 마크를 확인하면 된다. 이 마크는 400nm 이하의 파장을 지닌 자외선을 99퍼센트 차단한다는 의미로 UV-A와 UV-B를 대부분 차단할 수 있다.

언급하였듯 선글라스 렌즈 색상과 자외선 차단율은 관계가 없지만 상황이나 환경에 따라 추천하는 색상은 있다.

기본적이면서 무난한 색으로는 검은색과 회색 계열이다. 두 색은 전 파장의 빛을 균일하게 흡수할 수 있다. 그래서 색상에 따른 혼동을 주지 않는다. 색상에 관련된 작업을 하거나 색각 장애가 있는 사람에게 적절하다. 주간에 운전할 때는 무채색 계열의 선글라스를 착용하면 좋다.

갈색 계열은 등산이나 야외 활동에 적절하다. 시야를 밝게 하고 단파장인 청광을 흡수하고 차단하는 기능이 뛰어나다. 또한 눈 관련 수술 후에 눈을 보호하기 좋은 색으로도 알려져 있다. 햇빛이 강한 맑은 날이나 흐린 날 모두 선명하게 볼 수 있다.

노란색이나 오렌지색은 청광의 차단으로 빛 번짐을 줄여주기 때문에 흐린 날이나 야간에 적합하다. 야간 운전을 할 때나 스포츠 활동 시에 더 밝게 볼 수 있도록 도움을 주며 황반변성이나 망막에 질환이 있는 환자가 착용하면 좋다.

파란색 계열의 렌즈는 빛의 산란이 심해 시야를 흐리게 만든다. 선글라스 렌즈의 색으로는 적절하지 않으므로 패션용으로만 쓰도록 한다.

초록색 계열의 렌즈는 갈색 계열과는 반대로 장파장의 광선을 흡수하고 차단하여 눈의 피로를 줄여주어 편안한 시야를 제공해준다. 초록색을 보면 마음이 편해지는 효과를 생각하면 된다. 낚시나 골프를 할 때처럼 눈을 한곳에 오래 집중해야 할 때 좋다. 다만, 초록색 수풀과 구분이 안 될 수 있으므로 등산 시에는 피하도록 한다.

안경렌즈에서 소개한 변색 렌즈와 틴트 렌즈, 미러 렌즈도 선글라스의 일종이라고 보면 된다. 마지막으로 추천해줄 렌즈는 바로 편광 렌즈다. 편광 렌즈는 운전할 때나 낚시할 때 사용하는 것으로 알려져 있다. 편광 렌즈는 일반 렌즈와는 달리 모든 방향에서 들어오는 빛 중 반사광을 제외하고 필요한 빛만 걸러 들어오게 하는 역할을 한다. 불필요한 빛을 차단시키므로 선명하게 볼 수 있어 레저 활동에 아주 적합하다. 전자 기기 화면을 볼 때 일정 각도에서는 화면이 검게 보일 수 있으므로 이 점은 주의해야 한다. 렌즈를 화면에 대고 돌려보면 180도마다 검어지는 것을 확인할 수 있다.

일반 안경에 선글라스 렌즈를 끼웠다 뺐다 할 수 있는 클립온 선글라스도 있다. 도수가 있는 선글라스를 따로 구매하기 번거로운 경우 좋은 선택지가 될 수 있다.

선글라스 렌즈는 세월이 지나면 생활 흠집이 생길 수밖에 없고, 코팅의 기능이 저하되고 유해 광선 차단율이 상당히 떨어지기 때문에 2년에 한 번 정도 교환해주는 것이 좋다.

안경 셀프 피팅

안경을 피팅할 때는 안경원에 방문하여 전문가의 도움을 받는 것이 필수다. 피팅을 요청하면 짧게는 몇 초에서 몇 분 만에 완성하기 때문에 쉬워 보이지만 피팅의 기술은 그리 간단하지 않다. 안경 피팅을 제대로 하려면 오랜 시간의 임상 경험과 공부가 필요하다.

한 번의 피팅으로 안경을 계속 쓰기는 어렵다. 분명 오전에 피팅을 했는데 오후에는 어딘가 불편할 수도 있고, 쓰다 보면 안경테에 변형이 와서 다시 피팅을 해야 할 경우가 분명히 생긴다. 이럴 때마다 안경원을 방문하는 것은 매우 번거로운 일이다. 그럴 때를 대비해 급할 때 쓸 수 있는 방법이 있다.

피팅을 한 후 정간 거리나 경사각이 잘못되어 초점이 제대로 맞지 않으면 정상적인 교정시력에 영향을 줄 수 있고 힘을 과하게 주어 안경테를 만지다 보면 망가지거나 코받침 같은 부분은 부러지기가 쉽다.

셀프 피팅 후 여건이 된다면 반드시 안경원에 방문하여 전문가의 도움을 받아야 한다.

_ 밸런스 맞추기

안경을 착용했을 때 좌우 밸런스가 맞아야 한다. 사람의 얼굴은 미세하게 좌우가 다르고 귀의 높이와 위치가 다른 비대칭이다. 다른 사람의 안경을 써보았을 때 어딘가 불편하고 초점이 맞지 않는 이유가 그 때문이다.

그림의 왼쪽은 좌우 밸런스가 맞는 정상적인 착용 상태고 오른쪽은 한쪽 눈이 올라가서 조정이 필요한 상태다. 안경테 다리 부분의 높이가 맞지 않아서인데 이럴 때는 올라간 쪽의 다리를 올려주면 된다. 왼쪽이 올라갔다면 왼쪽 다리를 올려주고, 오른쪽이 내려갔다면 오른쪽 다리를 내려준다. 그림에서는 오른쪽이 올라갔으므로 오른쪽 다리를 올려주어야 한다. 주의할 점은 다리 부분만 휘도록 조정해서는 안 되고 안경의 힌지 부분을 잡고 튀기듯 조금씩 힘을 주어야 한다. 한 번에 힘을 주면 렌즈에 손상이 갈 수 있으므로 조금씩 조정하고 써보는 과정을 반복한다. 안경테의 디자인이나 소재에 따라 힌지

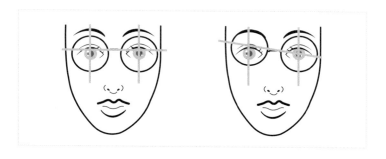

의 조정이 어려울 수 있으니 무리하게 힘을 주어서는 안 된다.

플라스틱 안경테는 같은 방법으로 안경렌즈를 빼고 헤어드라이어로 안경테 힌지 부분에 열풍을 가하거나 뜨거운 물에 담근 후에 조정할 수 있는데 가급적 안경원에 방문하기를 권한다. 코팅에 손상이 가므로 안경렌즈에는 절대 열풍이나 뜨거운 물이 닿으면 안 된다.

안경이 흘러내릴 때

안경이 흘러내리는 데는 여러 이유가 있다. 가장 흔한 예는 안경이 너무 벌어지거나 좁은 경우다. 너무 좁은 이유는 안경테가 관자놀이에 잡혀 코 부분이 제자리에 있지 못하고 뜨기 때문이다. 너무 벌어졌다면 힌지 부분을 잡고 좁혀야 하고 너무 좁으면 벌려야 한다. 안경다리는 가급적 관자놀이 부분이 닿지 않도록 바깥쪽으로 살짝 휘게 해준다.

두 번째로 안경 자체가 무거워도 흘러내리기 쉽다. 안경렌즈를 가벼운 것으로 교체하면 좋겠지만 도수가 높아 렌즈가 두껍다면 교체에도 한계가 있다. 안경테의 전면부, 즉 안경렌즈 삽입부의 무게가 원인이므로 코받침을 조정하여 콧등 부분에 힘을 적절하게 실어주고, 안경다리 중 귀에 닿는 부분에 무게를 실어 균형을 맞추어야 한다. 안경다리에 고무 패킹을 끼워 흘러내리지 않도록 하는 방법도 있다.

세 번째로 안경 코받침이 많이 벌어지면 흘러내리는데 이때 약간만 좁혀 주어도 한결 나아진다. 물론 코받침의 조정은 미세하고 까다롭다. 너무 좁히면 콧등이 눌릴 수도 있고 좌우 밸런스가 무너지기도 쉽다. 잘 부러지므로 가급적 코받침은

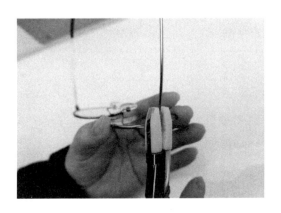

직접 건드리지 않는 것이 좋다.

마지막으로 코가 너무 낮아도 안경이 흘러내리기 쉬운데 코받침이 없는 테보다는 높이 조절이 가능한 안경을 선택해야 한다. 만일 코받침이 없는 테라면 안경테에 따라 코받침을 따로 달 수도 있으니 안경사에게 문의한다.

관자놀이 부분이 조일 때

관자놀이 부분이 눌려 조이게 되면 안경이 흘러내릴 뿐만 아니라 머리가 아파 안경을 오래 쓰기 힘들다. 안경다리가 관자놀이에 닿지 않도록 안경테의 힌지 부분을 잡고 바깥쪽으로 조정해 준다. 안경다리가 관자놀이와 닿지 않을 정도로만 조정하고 착용했을 때 헐겁게 느껴진다면 벌어진 안경다리의 귀 부분만 안쪽으로 당겨 조정해 준다.

코받침에 눌린 자국이 심할 때

콧등과 귓등은 안경을 쓸 때 닿을 수밖에 없고 착용자마다 눌리는 민감도도 모두 다르다. 늘 눌려있기 때문에 눌림 자국을 없애는 것도 불가능하다. 자국을 최대한 줄이려면 안경테의 코 부분에 무게가 집중되어 있으니 귀에 닿는 다리 부분과 밸런스를 맞추어야 한다. 또 코받침을 다른 소재로 바꾸는 방법도 있다.

　대부분의 안경테에는 기본적으로 딱딱한 코받침이 있다. 말랑말랑한 코받침보다는 코에 자국을 더 선명하게 남기지만 얼굴에 유분이 있는 지성 피부라면 딱딱한 코받침이나 금속 소재의 코받침을 쓰는 것이 좋다.

　중간에 공기층이 있어 쿠션처럼 말랑말랑한 실리콘 에어 코받침도 있다. 딱딱한 코받침에 비해 내구성은 떨어지지만 피부와의 접지력이 좋아 고정이 잘 되고 중간 공기구멍의 완충 작용으로 코에 눌리는 자극을 줄여준다.

수명을 늘리는 안경 관리

정밀한 기술의 집약체로 만들어진 안경은 품질에 따라 가격
또한 만만치 않아 자주 구입하기에는 부담스러울 수 있다. 안
경렌즈의 단점이라면 손상에 취약하여 관리를 소홀히 하면 오
래 쓰지 못한다는 것이다. 특히 플라스틱 렌즈는 더욱 그렇다.
눈으로는 보이지 않지만 안경렌즈는 아주 얇은 코팅이 여러
겹으로 되어 있다. 코팅에 손상이 가면 렌즈의 선명도가 떨어
질 수밖에 없고 시야가 흐려져 자연히 시력에 좋지 않은 영향
을 준다. 안경을 오랫동안 제대로 사용하기 위해서는 올바른
관리가 필요하다.

첫 번째로 안경을 제대로 보관하고 다루어야 한다. 많은 사
람이 안경을 벗어둘 때 아무렇게나 두고 함부로 취급하는데
안경렌즈가 바닥에 닿도록 두면 안 된다. 안경은 다리를 접어
서 안경렌즈가 하늘을 보고 안경다리 부분이 바닥을 향하도록
안경 케이스에 넣어 보관해야 한다. 물론 늘 안경 케이스에 보

관하는 것은 귀찮고 번거롭지만 안경을 깔고 앉거나 반려동물이 깨물어서 안경원에 방문하는 사람이 적지 않다. 이는 안경뿐 아니라 반려동물에게도 위험할 수 있다.

두 번째는 높은 온도에 주의해야 한다. 안경렌즈 코팅에 가장 많은 손상을 주는 것은 '열'이다. 계절과 상관없이 안경은 직사광선을 피해야 한다. 안경이 열에 노출되면 렌즈 코팅이 손상되어 균열이 생기고 안경테의 표면도 벗겨질 수 있다. 안경을 쓴 채 사우나에 들어가거나 더운물로 샤워하는 것도 좋지 않다. 특히 차량 내부에 있을 때 손상되기 쉽다. 여름에는 내부가 뜨거워서 코팅이 손상되고, 겨울에는 낮은 기온에 방치되어 뒤틀림이 발생할 수 있다.

세 번째는 안경을 올바르게 세척하고 닦아야 한다. 매번 안경을 세척하고 깨끗하게 관리하는 것은 쉽지 않지만 안경렌즈에 흠집이 있거나 이물질이 묻어 있다면 알게 모르게 시력에 영향을 미칠 수 있다.

'멘델바움 효과'라는 것이 있다. 철조망 같은 장애물을 통하여 바깥 경치를 볼 때 원거리에 초점을 맞추려 해도 조절이 일어나 근거리에 초점이 맞추어진다. 근거리의 장애물을 통하여 원거리의 물체를 볼 때 일어나는 근시화 현상을 멘델바움 효과라고 하는데 앞머리를 길게 늘어뜨려 시야를 방해하거나 안경렌즈에 흠집이 난 상태에서 원거리를 볼 때도 같은 현상이 나타난다.

안경을 닦을 때는 옷이나 휴지로 닦으면 안 된다. 안경사들조차 귀찮을 때는 옷으로 대충 안경을 닦을 만큼 참기 힘든 유혹이다. 옷이나 휴지는 표면이 거칠기 때문에 렌즈에 붙어있는 미세한 먼지와 결합하여 흠집을 낼 수 있다. 한 번 흠집이 나면 다시는 돌이킬 수 없다. 흠집으로 코팅이 벗겨지면 사물을 정확히 보는 데 지장이 있고 빛의 난반사로 시력이 더 나빠질 수도 있다. 더 나아가 예민한 경우 두통이나 어지러움을 유발하기도 한다. 안경렌즈는 흐르는 찬물이나 미지근한 물로 헹군 뒤 극세사 안경 수건으로 살살 닦아야 한다. 절대 뜨거운 물이 닿지 않도록 주의한다.

안경을 깨끗이 세척하고 싶을 때 안경원에 요청하면 초음파 세척기로 깨끗하게 닦아준다. 집에서는 물에 중성세제를 풀고 거품을 내어 닦으면 깨끗하게 닦을 수 있다. 일반 비누나 샴푸 등 알칼리성이나 산성을 띠는 제품을 사용하면 안 된다.

네 번째는 안경을 쓰고 벗을 때 두 손을 사용한다. 습관적으로 한 손으로 안경을 쓰고 벗기도 하는데 이때 안경테나 코받침이 한쪽 방향으로 휘어지게 된다. 자주 반복하면 안경테에 변형이 오고 안경테가 흘러내리거나 착용했을 때 어딘가 불편해지게 된다. 더불어 초점이 제대로 맞지 않아 외관상으로도 보기에 좋지 않고 시력에도 영향을 미친다. 도수가 비교적 낮은 경우에는 큰 차이를 느끼지 못하지만 높은 도수나 난시가 있다면 초점이 어긋나 교정시력을 제대로 맞출 수 없게 된다. 처음에 안경테를 선택할 때 강도가 강하고 잘 뒤틀리지 않는 소재의 안경테를 선택하는 것이 좋다.

다섯 번째는 안경이 파손되었을 때의 유의 사항이다. 먼저 안경렌즈에 흠집이 나면 아무리 작아도 되돌릴 수 없으니 새로운 렌즈로 갈아 끼우기를 권한다. 안경테가 파손되거나 부러진 경우 그 부위와 정도에 따라 수리가 가능할 수도 있지만 그렇지 않을 수도 있다. 안경이 파손되면 최대한 그대로 들고 구입한 안경원으로 가는 것이 좋다. 안경이 부러졌을 때 테이프로 붙여 잠시 사용할 수는 있겠지만 절대 본드나 접착제로 붙이면 안 된다. 그렇게 하면 수리가 불가능해진다.

안경의 파손된 부위와 정도에 따라 수리 기간이 달라질 수 있는데 그 이유는 브랜드별로 보내는 수리 센터가 모두 다르기 때문이다.

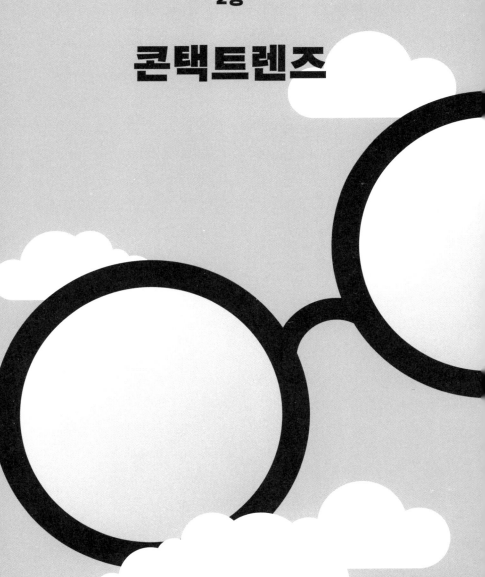

2장

콘택트렌즈

유리그릇에서 시작된 콘택트렌즈

콘택트렌즈의 기원을 거슬러 올라가면 매우 친숙하지만 의외의 인물이 한 사람 등장한다. 1508년에 레오나르도 다빈치 Leonardo da Vinci는 그의 저서 《Codex of the eye》에 물을 채운 유리그릇에 얼굴을 넣고 바닥을 들여다보는 것으로 각막 굴절력을 교정할 수 있다고 주장하면서 콘택트렌즈의 개념을 제시했다. 이 주장은 당시 큰 논란이 되었으며 콘택트렌즈 이론의 최초 기원으로 기록되고 있다. 선명하게 보기 위해서 유리그릇에 얼굴을 넣고 본다는 것은 비현실적인 방법이지만 콘택트렌즈의 작동 원리와 유사하다는 것은 분명하다.

1636년 프랑스 철학자 르네 데카르트Descartes, René는 다빈치의 개념을 더욱 발전시켰다. 그는 논문에서 물로 채운 시험관을 이용하는 효과를 설명했는데 다빈치의 개념과 흡사했다. 내용인즉 물이 눈 전체가 아니라 굴절력이 있는 각막에만 닿으면 된다고 설명했다. 다빈치와 다른 점은 물그릇이 아닌 시험관이었고, 다빈치의 개념보다 다소 간소화했지만 눈을 깜박거릴 수도 없었던 데카르트의 디자인은 그다지 실용적인 해결책은 아니었다.

1801년에 과학자 토머스 영Thomas Young은 데카르트의 아이디어에 자신의 기술을 접목하였다. 튜브의 길이를 줄여 시험관의 크기를 1/4 수준으로 만들었고, 왁스를 이용하여 튜브를 눈에 부착하는 방식을 사용했으나 크게 주목받지는 못했다. 그러나 다빈치와 데카르트가 제시한 원칙을 증명하는 데에는 도움이 되었고 보다 실용적인 디자인을 위한 길을 열었다.

1800년대 초 유리의 생산과 세공 기술의 발전으로 콘택트렌즈 생산이 동시에 가능해졌다. 1823년에 영국의 과학자 존 허셜John Herschel은 각막 표면에 밀착하는 유리 콘택트렌즈 연마 아이디어를 냈다. 유리 렌즈가 눈에 직접 닿으면 다칠 수 있기 때문에 각막과 렌즈 사이에 젤 충전재를 채우고 유리 원판을 작게 만들어 각막에 부착했는데 심한 자극으로 신진대사 장애를 일으켜 실패했다.

이후 1887년 독일의 유리 세공업자 뮐러가 유리를 불어 의안을 만들었다. 의안을 처음으로 착용한 사람은 눈꺼풀에 부분 결손이 생긴 암 환자였는데 실명을 막는 데에 이 의안이 큰 기여를 했다. 갈색으로 된 얇은 유리 껍질을 만들어 환자의 노출된 눈을 보호하는 실질적인 콘택트렌즈를 만든 것이다. 이처럼 최초의 콘택트렌즈는 의료용으로 시작되었는데 눈의 공막을 포함하여 거의 전면을 덮었다. 그렇기 때문에 각막에 산소가 공급되지 않아 길어야 고작 몇 시간 정도만 착용할 수 있었다.

1888년에 스위스 의사 피크는 유리 콘택트렌즈를 만들어 자신과 친구, 지원자들의 눈에 직접 착용하였는데 직경이 무려 18~21mm로 매우 크고 무거워서 짧은 시간만 착용할 수 있었다. 각막에 고정되지 않았기 때문에 각막과 유리 사이에 포도당 용액을 넣었다. 지금의 콘택트렌즈와는 비교할 수 없을 정도의 수준이었지만 당시의 유리 콘택트렌즈는 약 60년이나 지속되었다.

비로소 1936년에 최초의 플라스틱 콘택트렌즈가 개발되었다. 뉴욕의 검안사 윌리엄 파인블룸William Feinbloom은 유리와 플라스틱의 조합으로 콘택트렌즈를 만들었다. 렌즈 중 유리 부분은 각막을 덮었고 플라스틱 부분은 눈의 공막에 놓았다. 유리 콘택트렌즈와 비교했을 때 산소 투과성이 좋고 가벼워서 편했을 뿐만 아니라 눈 건강에도 좋았다. 하지만 여전히 공막

렌즈로서 눈 전체를 덮어 장시간 착용은 불가했다.

1948년에 미국 캘리포니아의 안경사 케빈 투히Kevin Tuohy
는 오늘날 존재하는 콘택트렌즈와 유사한 최초의 렌즈를 만
들었다. 흰자위인 공막까지 덮어야 하는 기존의 렌즈와는 달
리 PMMAPolymethylmethacrylate(폴리메틸메타크릴레이트)라는 완전
한 플라스틱 소재로 직경을 줄여 눈의 각막을 덮도록 만들었
다. 눈을 깜박일 때마다 렌즈가 움직여 각막에 산소를 공급할
수 있었기 때문에 잘 피팅된 PMMA렌즈는 16시간 이상 건강
하게 착용할 수 있었다. 이것을 최초의 플라스틱 하드 콘택트
렌즈로 보면 된다. 이후 콘택트렌즈는 대중화되면서 그 인기
에 힘입어 제작 기술도 빠르게 발전했다.

1959~1960년에 체코의 화학자 오토 비흐테를레와 드라호
슬라프 림은 산소 투과가 가능하고 부드러운 새로운 소재인
HEMAHydroxyethymethacrylate(하이드록시에틸메타크릴레이트) 합성에
성공하여 전 세계적인 인기를 끌었다. 이 소재의 콘택트렌즈
가 바로 최초의 하이드로겔 소재의 소프트 콘택트렌즈다. 초
기의 소프트렌즈는 높은 수분 함량으로 인해 취급이 어려웠고
광학적인 품질도 떨어졌다. 이후 생산 기술의 발전을 거듭하
면서 콘택트렌즈의 두께도 점점 얇아졌다. 1970년대 초 눈 건

강 전문기업인 Bausch & Lomb사는 미국 식품의약국FDA의 소프트 하이드로겔 렌즈 판매 승인을 받아 최초의 상업용 소프트 콘택트렌즈를 출시했다. 현대 콘택트렌즈 시대의 첫 도약으로 미국 일부에서 상업적으로 유통되기 시작했고 많은 인기를 끌었다.

1978년에는 GP콘택트렌즈가 출시되었다. GP 또는 RGPRigid Gas Permeabled렌즈라고도 한다. 가스 투과성 하드 콘택트렌즈로서 산소 투과성이 있기 때문에 PMMA렌즈를 대체하여 1986년 장시간 착용 RGP렌즈가 유통되었고 현재까지도 사용되고 있다. 그다음 해인 1987년에 일회용 소프트 콘택트렌즈와 컬러를 넣어 눈 색깔을 바꾸는 소프트렌즈가 유통되기 시작했다.

우리나라에서는 한일월드컵이 있었던 2002년에 실리콘 하이드로겔 콘택트렌즈가 개발되었는데 이는 일반 소프트 콘택트렌즈보다 최대 다섯 배 이상의 산소가 렌즈를 통해 각막으로 전달된다. 그리고 2010년에 개인의 눈에 맞춘 맞춤형 실리콘 하이드로겔 렌즈가 개발·출시되어 직경과 곡률, 배율을 조정할 수 있게 되었다.

2000년대 초기만 해도 콘택트렌즈는 대부분 20~30대의 전

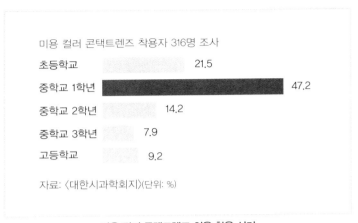

미용 컬러 콘택트렌즈 착용자 316명 조사

초등학교	21.5
중학교 1학년	47.2
중학교 2학년	14.2
중학교 3학년	7.9
고등학교	9.2

자료: 〈대한시과학회지〉(단위: %)

미용 컬러 콘택트렌즈 처음 착용 시기

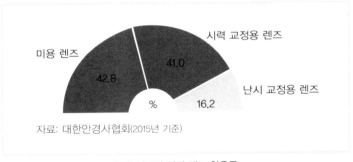

시력 교정용 렌즈

미용 렌즈

41.0

42.8

난시 교정용 렌즈

%   16.2

자료: 대한안경사협회(2015년 기준)

미용 렌즈와 일반 렌즈 착용률

유물이었다. 시간이 지나도 이들은 여전히 콘택트렌즈를 착용하고 있고 콘택트렌즈를 처음 접하는 연령은 점점 어려지고 있다. 이제는 10대에서 50대 혹은 그 이상도 안전하게 콘택트렌즈를 착용하는 시대가 된 것이다. 이 조그마한 비닐 조각에 불과한 콘택트렌즈 안에는 긴 시간 여러 사람의 노력과 커다란 과학이 숨어 있다.

늘어나는 콘택트렌즈 인구만큼 더 안전하고 뚜렷한 시야를 위해 가공법도 점점 발전하고 있다. 콘택트렌즈는 시력 교정과 미용 효과를 뛰어넘어 더욱 다양한 기능으로 세상에 나올 것으로 보인다. 스마트 콘택트렌즈는 초미세 전자회로를 렌즈에 넣어 만드는 인체 삽입형 정보 기기다. 콘택트렌즈를 통해 혈당 측정, 녹내장, 당뇨 등의 다양한 질병 관련 정보를 얻을 수 있을 뿐 아니라 증강현실AR 디스플레이로도 사용할 수 있도록 꾸준한 연구와 개발이 진행 중이다. 웨어러블 기기로는 스마트워치, 스마트 안경을 넘어서는 스마트 콘택트렌즈 시대가 실용화되기까지 배터리나 내구성, 감전 위험 등의 숙제가 있지만 머지않아 웨어러블 기기의 종착지로 자리매김할 것으로 보인다.

콘택트렌즈가 처음이라면

대한안경사협회는 한국 갤럽과 공동으로 2021년 안경 사용실태를 조사했는데 성인 열 명 중 여섯 명은 안경을 쓰고 있으며 남성보다 여성의 콘택트렌즈 사용이 세 배 이상 많다는 결과가 나왔다.

콘택트렌즈 사용이 처음이라면 막연한 두려움이 있을 것이다. 미성년자에게는 권장하지 않지만 렌즈 구입을 위한 방문을 망설일 필요는 전혀 없다.

처음 방문할 때는 안경원이나 콘택트렌즈 전문점, 안과 중 한 곳을 선택하면 되는데 안과는 검안 비용이 따로 청구되고 부가적으로 안질환 등의 검사가 가능하다는 장점이 있다. 세 곳 모두 시력 검사의 질은 동일하다. 어디를 방문해도 담당자의 안내가 있지만 어느 정도 숙지하고 가면 선택에 큰 도움이 된다. 일반 투명 렌즈는 어디든 상관없지만 컬러렌즈는 구비

된 종류가 많은 콘택트렌즈 전문점으로 가기를 권한다.

이미 안경을 착용하고 있어도 다시 시력 검사를 해야 한다. 안경은 눈과 안경렌즈 사이의 거리를 고려하지만 콘택트렌즈는 렌즈와 각막이 붙어 있기 때문에 도수 값에 오차가 있을 수 있다. 낮은 도수에서는 거의 차이가 없지만 도수가 높아질수록 오차 값도 커진다.

콘택트렌즈는 안경과 달리 시야가 넓고 안경렌즈에 의한 수차나 프리즘도 없기 때문에 상이 작아 보이거나 흐려 보이지 않는다는 장점이 있어 사용자가 계속 늘고 있다. 크게 소프트 콘택트렌즈와 하드 콘택트렌즈로 나뉘는데 두 렌즈 모두 근시, 원시, 난시의 굴절 이상을 교정할 수 있다.

소프트 콘택트렌즈는 반으로 접힐 정도로 재질이 연하여 착용 시에도 이물감이 거의 없고 빨리 적응할 수 있다. 그렇기 때문에 보관과 관리를 소홀히 하면 쉽게 찢어질 수 있다. 일회용부터 6개월용까지 기간별로 제품도 다양해 용도에 따라 비정기적으로 편리하게 사용할 수 있다. 따로 피팅할 필요가 없고 눈에서 렌즈가 잘 빠지지 않기 때문에 마모되거나 분실할 위험도 적다. 또한 각막 궤양이나 수포성 각막염 등 병적 각막 보호를 위한 치료용으로도 사용할 수 있다.

소프트 콘택트렌즈는 각막의 표면에 완전히 밀착되어 거의 움직이지 않는다. 우리 눈은 늘 눈물로 젖어 있다. 눈의 각막에는 혈관이 없어 공기 중에서 산소를 공급받아야 하는데 렌즈를 착용하면 눈에 산소 공급을 방해하게 된다. 눈에 산소가 투과되지 않으면 신생혈관이나 각막병증, 기타 합병증이 발생할 수 있고 경우에 따라서는 되돌릴 수 없을 만큼 치명적인 부작용이 발생하기도 한다. 그렇기 때문에 관리를 잘 해야 하고 장시간 착용은 자제해야 한다.

브랜드마다 차이가 있겠지만 기간에 따라 일회용, 2주일용, 1개월용, 3~6개월용 등 다양한데 소재와 금액이 모두 다르다. 원데이 렌즈인 일회용은 하루 한 번만 사용하고 버리며 그 이상은 세척과 관리를 해주어야 한다. 한 번 쓰고 버리는 만큼 내구성은 약하지만 산소 투과율이 높고 촉촉하게 제작되어 착용감은 가장 좋다. 콘택트렌즈의 사용 경험이 없다면 원데이 렌즈로 시작해보는 것도 좋다.

컬러렌즈, 서클렌즈는 일반 소프트렌즈에 색을 입히고 그 위에 코팅막을 덮는 방식으로 제조한다. 그러므로 일반 투명 소프트렌즈보다 크기는 더 크고 산소 투과율은 낮아 눈물을 더 많이 빨아들인다. 장시간 착용 시 콘택트렌즈 부작용이 나타날 수 있으니 필요할 때만 짧게 착용하도록 한다.

자신에게 맞는 기간의 렌즈는 기준을 세워 선택하는 것이 좋다. 물론 매일 원데이 렌즈를 착용하는 것이 눈 건강이나 관리 차원에서 편리하고 좋지만 개별 렌즈의 가격을 따져보면 비용 부담이 크다. 때문에 일주일에 며칠 정도 렌즈를 착용하는지 계획하고 계산하는 것이 좋다. 보관, 관리, 세척을 해야 하는 연속 착용 렌즈 중 1개월짜리는 '개봉 후 1개월'이라는 뜻으로 착용하지 않아도 수명이 줄어든다. 일종의 유통기한이며 사용하지 않는 동안 세균이 번식할 수도 있다. 관리를 잘못하여 렌즈가 한 번 마르게 되면 성능이 현저하게 떨어진다. 일주일에 3회 이내로 사용하거나 관리에 자신이 없다면 굳이 연속 착용 렌즈를 선택할 필요는 없다.

하드렌즈는 플라스틱 덩어리를 만지는 것처럼 딱딱하고 소프트렌즈보다 두께가 있으며 지름은 9~10mm로 크기는 더 작다. 처음 착용하면 눈을 깜박일 때마다 렌즈가 눈에서 왔다갔다 하는 것처럼 느껴지고 눈에 먼지가 들어갔을 때 이물감이나 충혈이 발생한다. 불편하더라도 2~3주의 적응 기간이 필요하다. 이렇게 불편한 하드렌즈를 쓰는 이유는 소프트렌즈보다 선명한 교정시력을 제공하는데 특히 교정이 어려운 높은 난시, 안경만으로 교정이 어려운 부정난시도 교정이 가능하기 때문이다. 하드렌즈는 산소 투과성이 좋아 눈에 염증 반응이 잘 나타나지 않는다. 또한 같은 기간 대비 소프트렌즈보다 저렴한데 한 번 구입하면 평균 1년 이상 쓸 수 있기 때문에 그만큼 세척과 세심한 관리가 요구된다. 초기의 하드렌즈는 PMMA 소재로 제작되었는데 각막에 산소를 거의 통과시킬 수 없어 장시간 착용 시 급성 각막 장애를 일으키기도 했다. 지금은 RGP렌즈라는 산소 투과성 렌즈가 개발되어 각막에 산소를 충분히 공급해주고 원활한 세포의 신진대사로 각막 부종도 생기지 않는다.

눈의 각막은 구면으로 되어 있고 구면의 곡률은 사람마다 다르다. 하드렌즈의 곡률과 각막의 곡률이 일치해야 올바르게 착용할 수 있는데 렌즈의 곡률이 너무 평평하면 눈에 잘 고정되지 않고 빠져 분실이나 파손의 위험이 있다. 너무 가파르면 눈물의 순환이 잘 되지 않고 착용감도 불편하다. 안경렌즈처럼 하드렌즈에도 구면렌즈와 비구면렌즈가 있다. 비구면렌즈가 구면렌즈에 비해 이물감이 적고 난시 교정에도 탁월하다. 구면렌즈는 난시가 많지 않을 때 쓴다.

실리콘 하이드로겔 렌즈는 소프트렌즈의 낮은 산소 투과성과 하드렌즈 이물감의 단점을 보완하여 제작되었다. 그렇기 때문에 산소 투과율이 높고 렌즈 변질의 우려는 적다. 습윤성이 좋아 건조함이 줄어들어 착용감도 개선되었다. 다만, 일반 소프트렌즈보다는 지방 침착이 쉽기 때문에 더 신경 써서 관리해야 한다.

하드렌즈의 일종으로 '드림렌즈'가 있다. 드림렌즈는 자기 전에 착용하고 자는 동안 렌즈가 각막의 형태를 압박·변형시켜 근시와 난시를 교정해주는 특수 콘택트렌즈다. 기상했을 때 각막의 형태가 변형되어 렌즈를 제거하면 주간에는 안경이나 다른 콘택트렌즈를 착용하지 않아도 교정된 시력으로 생활할 수 있다. 안과에서만 맞출 수 있으며 각막지형도, 안저 촬영, 각막상피 두께 측정 등 꼼꼼한 검사를 요한다. 어린이부터 노인까지 나이 제약은 없으나 검사 후 고도근시나 난시가 있다면 기대하는 만큼 효과가 크지 않으므로 전문의와 상담 후 선택하기를 권한다. 보관, 세척 방법은 일반 하드렌즈와 동일하며 수명은 2년 정도 되는데 어린이의 경우 성장 속도나 기타 외부 요인으로 시력이 변화하기 때문에 6개월에서 1년에 한 번씩 검사하여 렌즈를 교체하는 것이 좋다.

이 세상에 눈 건강에 좋은 콘택트렌즈는 없다. 올바른 관리 방법이나 부작용에 대해서 기술하겠지만 콘택트렌즈를 사용하면 안 되는 조건이 몇 가지 있다. 착용 시 알러지가 발생하거나 누낭염, 각막염, 결막염 등 안질환이 있으면 착용해서는 안 된다. 눈물층이 약하여 안구 건조증이 있거나 먼지가 많은 환경에서도 마찬가지다. 무엇보다 안경사나 전문의와 상담 후 착용하도록 하자.

콘택트렌즈 사용과 관리

_ 안과 전문의와 상담 후 처방 받기

눈은 한 번 잘못되면 다시는 원래대로 돌아갈 수 없다. 콘택트
렌즈를 착용하면 당장은 잘 보이고 컬러렌즈를 착용하면 미용
효과를 줄 수 있다. 하지만 사전에 내 눈이 콘택트렌즈를 착용
해도 괜찮은지 검사를 하는 것은 매우 중요하다. 결막이나 각
막, 눈 앞쪽 등 질병 유무를 확인하기 위한 세극등 현미경 검
사, 각막 곡률 반경 측정, 눈물이 충분한지, 독성 성분의 화학
약품이 있는 곳에서 근무하는지, 알레르기 반응이 나타나는지
등 철저하게 검사를 해야 한다. 시력에 적절한 도수인지 확인
하고 착용자의 생활이나 눈의 체질에 적합한 렌즈를 전문의와
상담한 후에 착용할 것을 권장한다.

_ 청결이 최우선

콘택트렌즈를 사용할 때 청결은 아무리 강조해도 지나치지 않다. 손과 렌즈, 렌즈 케이스와 관리 용액 할 것 없이 모두 깨끗해야 한다. 이 중 하나라도 오염되어 있다면 세척이나 관리의 의미가 없다. 렌즈 착용 전에는 반드시 손을 깨끗이 씻어 말린 후 착용하여야 한다. 각막염을 비롯하여 흔히 생기는 안질환은 박테리아나 곰팡이와 같은 세균에 의해 발생한다. 콘택트렌즈와 관리 용품은 화장실에 보관하지 않는 것이 좋다. 습도가 높은 환경은 세균의 증식이 빨라 렌즈와 용품의 세균 감염 가능성이 높아지기 때문이다.

장기간 사용하지 않아도 소프트렌즈는 일주일에 한 번 이상 보존 용액을 교환해 주어야 한다. 하드렌즈는 렌즈 케이스에 있는 보존액을 버린 후 렌즈를 건조시켜 보관한다. 보존 용액에 오래 방치하면 세균 감염의 위험도 있고 렌즈의 변형이 올 수 있다. 건조 후 재사용 시에는 식염수로 세척 후 6시간 이상 불렸다가 사용한다.

렌즈 케이스에 사용하는 용액은 사용할 때마다 버리고 흐르는 물로 깨끗이 세척해야 한다. 케이스는 적어도 3개월에 한 번씩 새것으로 교체하는 것이 좋다. 렌즈 관리 용액도 유통기한을 확인하여 항상 신선한 용액을 사용해야 한다. 방부제 성분이 없는 식염수는 세균 번식에 매우 취약하므로 개봉 후 일주일 이내에 사용하는 것이 좋다. 콘택트렌즈를 세척할 때는 손바닥에 렌즈를 올려 놓고 세척액을 한두 방울 떨어뜨려 렌즈 표면을 손가락으로 20초 정도 살살 문질러 준 후 식염수로 헹구어 준다. 이렇게 문질러 세척하면 먼지와 잔여물을 제거하고 추후 착용감은 물론 각종 세균 및 곰팡이에 대한 이중 세척 효과가 증가한다. 지나치게 힘을 주어 닦거나 뜨거운 물에 닿으면 렌즈 모양이 변형되므로 주의한다.

_ 돌려쓰지 않기

"와! 네 컬러렌즈 너무 예쁘다. 나도 한 번 해보자!"

미용 목적의 컬러렌즈나 써클렌즈가 유행을 하며 미용 렌즈 수요층의 나이가 점점 낮아지고 있다. 청소년 사이에서 미용 목적의 콘택트렌즈 사용이 많아지면서 관련 부작용 또한 증가하고 있다. 2014년 대한안과학회에서 실시한 국내 콘택트렌즈 관련 합병증 양상에 대한 설문 조사에 따르면 다른 사람과 렌즈를 바꿔 끼는 렌즈 공유 이후에 부작용이 발생한 사례는 모두 미용 목적으로 컬러렌즈를 끼는 15세 이하의 환자였다. 이르면 초등학생부터 중학생 사이에 많이 발생한다는 뜻이다. 청결을 강조하는 만큼 콘택트렌즈는 수분을 흡수하는 성질 때문에 눈물과 외부 환경에 의해 쉽게 오염될 수 있다. 오염된 콘택트렌즈는 세균 감염으로 인한 각막 손상, 안구 궤양 등 눈 질환을 초래한다. 오염된 렌즈를 여러 사람과 돌려 사용하면 감염의 전파 위험이 클 수밖에 없다. 렌즈에 남아 있는 눈물 성분에는 B형 간염, C형 간염, 유행성 각결막염, 심지어 에이즈 바이러스도 옮겨 다닐 수 있기 때문에 돌려 쓰는 것은 금물이다.

_ 부작용의 원인

콘택트렌즈의 부작용은 다양한 양상으로 나타난다. 렌즈 착용후 따가운 통증, 충혈, 눈이 뻑뻑한 느낌의 이물감, 각막염, 결막염, 궤양 등의 염증이 나타날 수 있는데 주로 장시간 착용이 원인이다. 콘택트렌즈는 착용하는 순간 눈에 산소 공급이 원활하지 않게 된다. 각막에 산소 공급이 부족하면 각막이 붓거나 세균 감염에 취약해진다. 일반적으로 콘택트렌즈의 최대 착용 시간은 8시간인데 청소년은 4~6시간 이하로 권장한다. 특히 미용 목적의 컬러렌즈 착용은 더 짧은 시간을 권장한다.

일회용 렌즈를 재사용하거나 다회용 렌즈는 기간을 초과하여 사용하기도 한다. 그렇게 해도 보는 것에는 당장 큰 차이가 없다고 느끼겠지만 보이지 않는 눈 속의 세포는 계속 망가지고 재생 능력이 저하되어 눈에 많은 부담을 준다. 그러므로 콘택트렌즈의 착용 시간은 반드시 지켜야 한다.

전문의의 처방에 따른 특수 목적의 렌즈를 제외하고 콘택트렌즈를 착용한 상태로 잠을 자게 되면 눈꺼풀이 눈을 덮어 충분한 양의 산소가 눈에 전달되지 않기 때문에 렌즈가 말라 각막에 손상을 일으킬 수 있다. 만일 깜박 잠에 들었더라도 기상 후 즉시 렌즈를 빼고 인공눈물 등으로 눈에 수분을 공급해 주어야 한다.

_ 수돗물, 수영장, 바다는 멀리

콘택트렌즈 세척액이나 보존 용액이 없다고 수돗물이나 정수기 물로 세척하거나 보관해서는 안 된다. 콘택트렌즈를 착용한 채 샤워를 하는 것도 마찬가지다. 수돗물에는 물이나 토양에 서식하는 '가시아메바'라는 미생물이 있다. 우리는 매일 수돗물로 세수를 하지만 눈에 가시아메바가 직접 침투하여 병을 일으킬 가능성은 매우 희박하다. 그러나 콘택트렌즈에는 가시아메바가 달라붙기 쉬워 각막 감염 확률을 450배나 높인다. 한 번 붙은 가시아메바는 렌즈에서 잘 떨어지지 않고 항생제로도 제거되지 않는다. 가시아메바 각막염에 걸리면 초기 증상이 일반 눈병과 흡사하여 조기 진단이 쉽지 않다. 시간이 지날수록 통증과 각막혼탁이 심해지고 실명까지 유발할 수 있기 때문에 주의해야 한다. 수영장 물이나 바닷물은 말할 것도 없다. 수영장이나 바다에서는 더욱 다양한 세균과 바이러스를 만날 수 있다.

렌즈를 끼고 물에 들어가면 안 된다고 아무리 주의를 주어도 수영장과 바다에서 즐기는 사람이 있는데 꼭 그래야 한다면 일회용 콘택트렌즈를 여러 벌 준비해서 2~3시간마다 새 제품으로 교체하기를 권한다.

화장 전 vs. 화장 후

_ 화장하기 전에 착용

콘택트렌즈를 사용하는 여성 중에는 미용을 목적으로 하는 경우가 많다. 외출할 때 화장을 하는 것도 매우 자연스러운 일이다. 착용한 콘택트렌즈의 부작용으로 나타나는 증상은 대부분 세척 과정에서 오염물이 들어가거나 과도하게 장시간 착용하거나 착용 방법이 잘못 되었을 때다. 화장을 할 때는 속눈썹이나 마스카라 등이 눈을 찌를 수 있기 때문에 조심해야 하는데 화장 전이나 후 중 언제 콘택트렌즈를 착용해야 하는지 궁금해하는 사람이 많다.

콘택트렌즈는 화장을 하기 전에 착용하는 것이 좋다. 눈 화장을 할 때 아무리 조심해도 미세한 화장품 가루가 눈에 들어가는 것을 막을 수는 없다. 반드시 화장을 해야 한다면 화장 전에 손을 깨끗이 씻거나 렌즈 전용 집게를 이용하여 착용한 후 화장을 하도록 한다.

화장을 지울 때도 마찬가지다. 세안 전에 콘택트렌즈를 먼저 제거하는 것이 좋다. 이때도 손을 깨끗이 씻고 렌즈를 세척하여 보관한 후 화장을 지우도록 한다.

_ 민감한 당신에게

콘택트렌즈를 착용하고 화장을 하면 메이크업에 따라 렌즈 착용감에 영향을 줄 수 있다. 보통은 큰 문제가 발생하지는 않지만 눈이나 피부가 민감한 사람은 신경 써야 할 부분이 있다.

저자극성 화장품

저자극성이라고 해서 알러지 반응을 전혀 보이지 않는다는 보장은 없지만 일반 제품보다는 덜 위험하다. 저자극성 화장품에는 'Hypoallergenic', 콘택트렌즈 착용자용 'For contact lens wearers', 민감한 눈에 사용 'For sensitive eyes' 등의 문구가 있다.

오일프리

오일이 함유된 제품은 모공과 땀샘을 막기 쉽다. 예를 들어 안검염은 땀샘이 부어서 발생한다. 눈이 잘 붓는 사람이라면 문제가 될 수 있다. 오일이 함유된 화장품은 수성 제품인지 확인 후 사용할 것을 권장한다.

무향료 화장품

향료는 천연 제품이냐 합성 제품이냐에 관계없이 민감한 눈 부위나 피부에 자극을 일으키는 경향이 있다. 대부분의 회사는 소비자를 만족시키기 위해 무향보다는 향을 첨가하지만 민감하다면 무향료 제품을 사용하도록 한다.

안과 테스트를 거친 제품

안과 테스트를 거친 제품은 눈에 자극적이지 않다. 만드는 과정에서 몇 주에 걸쳐 실험 참가자 그룹의 반응을 모니터링하는 방식으로 진행한다. 여기서 자극이 발생하지 않으면 눈 주위에 사용하기 적합한 것으로 간주된다.

_ 눈 화장은 NO

화장품 성분은 미량으로도 콘택트렌즈의 컨디션에 영향을 줄

수 있다. 콘택트렌즈를 착용하고 화장을 할 때는 눈에 들어가
지 않도록 최대한 조심해야 한다.

가짜 속눈썹을 붙일 때 접착제가 콘택트렌즈에 닿으면 눈
을 자극하게 된다. 붙이더라도 접착제가 완전히 말랐는지 확
인하도록 한다.

아이섀도를 사용할 때는 가루(분말) 형태보다는 크림으로
된 제품을 사용한다. 가루 형태의 아이섀도는 미세한 금속 성
분의 입자로 구성되어 있어 콘택트렌즈에 닿게 되면 변형되거
나 이물감을 느낄 수 있다.

마스카라나 아이라이너도 항상 청결하게 사용해야 하는 것
은 물론이고 눈과 눈꺼풀이 닿는 점막에 닿지 않도록 주의해

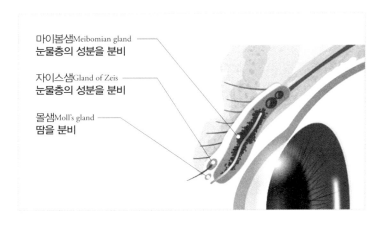

마이봄샘Meibomian gland
눈물층의 성분을 분비

자이스샘Gland of Zeis
눈물층의 성분을 분비

몰샘Moll's gland
땀을 분비

야 한다. 점막에는 기름을 눈물막으로 배출하는 샘의 입구인 마이봄샘이 있다. 콘택트렌즈의 원인이 아니더라도 아이라이너가 반복적으로 점막에 닿으면 샘이 막혀 마이봄샘 기능 장애가 발생할 수 있다. 마이봄샘에서는 분비되는 지방은 눈물이 빠르게 마르는 것을 방지할 뿐 아니라 눈물 위에 얇은 기름층을 만들어 준다. 마이봄샘의 기능이 떨어지면 기름 분비가 원활하지 않고 눈물이 빠르게 말라 안구 건조증이 발생하게 된다.

콘택트렌즈 부작용에 노출된 청소년

콘택트렌즈 부작용 실태 조사를 하면 10대 청소년의 부작용 사례가 전체의 약 33퍼센트에 이를 정도다. 이 중 초등학생과 중학생이 차지하는 비율은 약 20퍼센트에 이른다. 부작용을 겪은 10대의 절반은 컬러렌즈를 착용하는데 이중 약 70퍼센트는 시력 교정과 관계없이 미용 목적으로만 착용한다. 콘택트렌즈에 대한 상식이 전무한 채 방치하면 실명에 이를 정도로 위험한 대가를 치러야 하기 때문에 콘택트렌즈의 관리 방법과 부작용에 대해 청소년과 부모의 예방 교육이 절실하다.

거대유두결막염

거대유두결막염은 하드렌즈와 의안을 착용하는 사람에게도 나타날 수 있지만 주로 소프트렌즈 착용자에게 나타난다. 소프트렌즈를 장시간 착용하거나 관리를 소홀히 한 경우 약물

반응과 물리적인 접촉에 의해 또는 미세먼지나 황사 등의 원인으로 눈꺼풀 안쪽에 염증이 생긴다. 일종의 알레르기 결막염으로 주로 위쪽 눈꺼풀에 발생한다.

렌즈를 뺐을 때 가렵고 눈곱이 많이 끼는 증상으로 시작하여 충혈, 염증, 뿌연 시야, 광선현기증, 각막 건조감 등이 나타날 수 있다. 심하지 않으면 착용 중지 후 5일 내에 증상이 호전될 수 있으니 즉시 렌즈 착용을 중지하고 다른 재질의 렌즈로 바꾸거나 약물치료를 받는다.

접촉성 각결막염

렌즈 관리 용액으로도 안질환이 발생할 수 있다. 보관, 관리 시 사용하는 보존액, 세척액, 식염수, 단백질 제거제 등이 모두 해당된다. 렌즈 관리 용액의 화학 물질이 렌즈 조직 내에서 결합반응을 일으켜 과민반응을 일으킬 수 있다.

각막에 충혈과 염증 증상으로 나타나는데 언제든 재발할 수 있으니 늘 주의해야 한다. 렌즈 관리 용액은 유통기한을 반드시 확인하고 되도록 작은 것을 구입해 자주 교체하며 사용하는 것이 위생상으로도 좋다.

안구 건조증

안구 건조증은 눈 피로와 더불어 콘택트렌즈 착용자들이 가장 불편함을 느끼는 증상이다. 연구 결과에 따르면 콘택트렌즈의 가격, 교체 시기, 케이스 용액의 교환 주기에 따라 안구 건조증 정도의 차이가 발생한다. 콘택트렌즈를 착용하면 착용하지 않았을 때보다 각막에 필요한 산소 공급이 부족해 정상적인 눈물이 분비되지 않기 때문에 안구 건조감을 느낄 수 있다. 각막에 밀착되어 있는 소프트렌즈는 수분을 함유하려는 성질 때문에 눈물을 지속적으로 흡수하므로 하드렌즈보다 안구 건조증을 잘 일으킨다. 안구 건조증이 지속되면 각결막염을 유발할 수 있다. 예방을 위해 콘택트렌즈 착용 시간을 하루 8시간 이하로 제한하여 안경과 병행하여 사용하는 것이 좋다.

각막신생혈관

각막은 투명하다. 혈관이 없기 때문에 자체적인 눈물의 순환이나 외부 공기의 접촉을 통해서 산소를 공급받아야 한다. 혈관이 없던 곳에 비정상적으로 새롭게 만들어지는 혈관을 신생혈관이라 한다. 산소 투과율이 낮은 콘택트렌즈를 장시간 착용하고 방치하면 각막은 부족한 산소를 더 받아들이기 위해 새로운 혈관을 만들어 내는데 이 혈관은 각막 안쪽으로 파고들어 간다. 일반적인 실핏줄이라면 일시적인 현상으로 금방 없어지지만 각막신생혈관은 더 뚜렷하게 각막 중심부까지 퍼지는 것이 특징이다. 비정상적이고 약한 혈관이라 출혈이나 진물로 각막혼탁과 시력 저하를 유발할 수 있다. 시야에 방해되기 때문에 뿌옇게 보이거나 상이 찌그러져 보이기도 한다. 각막신생혈관은 잘 사라지지 않아 뚜렷한 치료 방법이 없다. 또한 심해지면 실명을 유발할 수도 있다. 처음에는 불편감이나 통증이 없어 더 위험하다. 콘택트렌즈 착용자의 약 10퍼센트에서 신생혈관이 발생한다.

각막상피외상

말 그대로 각막상피에 외상을 입은 것이다. 착용한 콘택트렌즈가 눈 안에서 자리잡지 못하고 심하게 움직이면 미끌거리더라도 각막상피에 상처를 입히게 된다. 콘택트렌즈를 뒤집어 착용했을 때 각막상피외상이 생기기 쉽다. 각막은 재생이 빠른 편이지만 지속적으로 상처를 주게 되면 각막의 5개층 중 각막상피 다음에 위치한 보우만막에 상처를 입히게 될 수도 있다. 각막상피와 달리 보우만막은 한 번 손상되면 재생되지 않

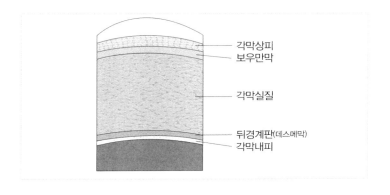

각막상피
보우만막
각막실질
뒤경계판(데스메막)
각막내피

으므로 각별히 주의해야 한다.

각막부종

곡률이 눈보다 가파르게 설계된 콘택트렌즈는 각막을 조여 산소 투과가 어렵다. 장시간 착용해도 산소 투과가 원활하지 않아 산소 결핍으로 각막부종이 발생한다. 산소 결핍으로 인해 각막을 구성하는 각막실질이 두꺼워져 굴절력이 약해지고 시력이 흐리게 보이는 증상이 생긴다. 빛을 보면 주위에 섬광이 보이는데 콘택트렌즈를 빼고 안경을 착용해도 달무리 같은 빛 번짐이 없어지지 않는다. 하드렌즈는 각막 중앙에, 소프트렌즈는 주변부나 전체에 각막부종이 생긴다. 각막 내피세포의 손상이 아니라면 휴식을 통해 수일 내에 호전된다. 이때는 산소 투과성이 높은 렌즈로 교체하거나 안경 쓰기를 권장한다.
시력 저하현상이 급격하다면 전문의의 검진을 받아야 한다.

급성폐쇄증

급성폐쇄증은 하드렌즈를 연속 착용하거나 소프트렌즈가
팽팽하게 맞춰진 것이 원인이 되어 발생한다. 눈 전체에 충혈
과 극심한 통증이 있고 각막이 건조해져 각막부종이나 퇴적물
이 침전되는 원인이 된다. 심한 경우 소프트렌즈 착용자는 실
명의 위험도 있다.

가시아메바 각막염

정상적인 각막상피에는 가시아메바가 표면에 달라붙기 어
렵지만 각막상피가 손상되면 가시아메바가 각막기질로 침투
하여 감염을 일으킬 수 있다. 콘택트렌즈를 착용하면 각막상
피에 손상이 일어나기 쉽고 가시아메바의 위험에 노출되기 쉽
다. 충혈과 심한 통증을 동반한 이물감, 시력 저하와 눈부심의
증상이 있다.

가시아메바 각막염은 콘택트렌즈 착용으로 발생하는 부작
용 중 가장 심각하다. 항생제로도 잘 치료되지 않고 치료를 하

더라도 더 악화되어 각막이식이 필요할 수 있어 6개월 이상의 치료가 필요하다. 콘택트렌즈 소독액에는 가시아메바에 대한 살균력이 있으므로 소독액을 이용하고 다시 쓸 때는 반드시 멸균된 식염수로 세척해서 사용해야 한다.

안검염

콘택트렌즈와 직접 연관된 것은 아니지만 렌즈를 착용하거나 뺄 때 영향을 준다. 가렵고 타는 듯한 작열감과 함께 안구 건조증이 동반되는 증상이 있다. 안검염은 만성적으로 발생하여 그 예후가 좋지 않다. 증상이 완화되면 다시 콘택트렌즈를 착용할 수 있으나 재발 확률이 높다. 재발하면 또다시 부작용이 나타나고 결국에는 착용할 수 없게 된다.

콘택트렌즈 침착물

하이드로겔 렌즈의 80퍼센트 정도에서 상당히 침전되어 발생 빈도가 매우 흔하다. 콘택트렌즈 관리 방법이나 위생 상태, 착용자의 눈물이 원인인데 시력 저하와 착용감이 떨어지는 증상이 있다. 콘택트렌즈 관리 용액 중 세척제를 교체하거나 콘택트렌즈를 원데이 렌즈로 교체하면 예후가 좋다.

렌즈 쉽게 끼고 빼기

학창시절 친구들은 콘택트렌즈를 몇 초 만에 잘도 끼고 뺐다. 그래서 엄청 쉬운 줄 알았다. 필자도 소프트렌즈를 처음 착용할 때 1시간 정도 씨름을 했었다. 몇 번 하고 나면 익숙해지지만 처음 착용을 시도하는 것만큼 겁나는 일도 없다.

_ 콘택트렌즈 앞뒤 구분하기

소프트렌즈는 투명하고 말랑말랑하여 손바닥 뒤집듯 뒤집어진다. 콘택트렌즈 앞뒤 구분 방법은 초기 착용자가 자주 하는 질문이다. 렌즈를 뒤집어 착용하면 이물감이 심해 통증을 동반할 수 있고 도수가 맞지 않아 흐리게 보일 수 있다. 렌즈가 고정되지 않고 움직이기 때문에 장시간 착용하면 각막상피에 손상을 주고 홀라현상*이 발생하기도 한다.

콘택트렌즈의 앞뒤 확인

1. 손가락 위에 올려서 모양을 확인한다. 렌즈 끝을 보면 정상적일 때는 안쪽으로 날카롭게 되고, 뒤집어지면 바깥쪽으로 약간 말려 있다.

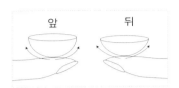

2. 렌즈를 반으로 접어본다. 콘택트렌즈를 반으로 접어보면 정상적인 경우에는 렌즈의 양면이 잘 붙지만 뒤집어지면 양면이 붙지 않는다.

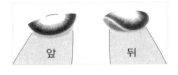

3. 렌즈를 살짝 눌러본다. 콘택트렌즈를 살짝 눌렀을 때 정상적이면 렌즈가 안쪽으로 말리고 뒤집어지면 렌즈의

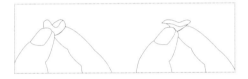

* 홀라현상이란 콘택트렌즈가 검은 눈동자 위에 안정적으로 맞지 않아 눈동자의 움직임을 제대로 따라오지 못해 흔들리는 현상이다. 대개는 콘택트렌즈의 곡률이 눈동자와 맞지 않거나 뒤집어 착용한 경우에 나타나고 안구 건조로 눈물 분비가 원활하지 않을 때 생긴다. 눈꺼풀에 힘이 많이 들어가서 깜박임에 의해 홀라가 생기기도 한다.

끝부분이 바깥쪽을 바라본다.

_ 쉽고 안전하게 착용하기

1. 손을 깨끗이 씻고 물기를 제
거한다. 콘택트렌즈 앞뒤를 확인
한 후 검지손가락에 올려 놓는
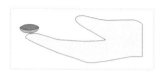
다. 이때 손가락이나 렌즈에 물기가 많으면 착용이 어려우니
렌즈용 집게 등으로 물기를 적당히 털어낸다. 손가락 위에 올
려 놓을 때는 렌즈와 손가락의 닿는 면적이 최대한 좁게 손가
락 끝에 둔다.

2. 콘택트렌즈를 올려 놓은 손의 중
지로 아래 눈꺼풀을 내리고 다른 손으
로 위 눈꺼풀을 당긴다. 이때 눈꺼풀만
올리는 것이 아니라 속눈썹을 위아래
로 향하도록 같이 당겨주어야 한다. 렌
즈를 착용할 때 속눈썹에 걸리는 경우
가 많다.
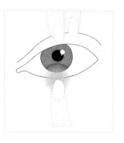

3. 눈꺼풀을 위아래로 당겨 충분한 공간을 만든 뒤 거울을

보며 렌즈를 눈동자 가까이에 가져간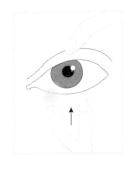
다. 눈을 살짝 위로 뜨고 렌즈 모서리부
터 천천히 갖다 대면 렌즈의 물기로 인
해 렌즈 전체가 자연스레 눈 위에 붙는
다. 렌즈가 눈동자 중앙에 위치하지 않
으면 속눈썹이나 안검에 걸려 렌즈가
접힐 수 있으니 눈을 크게 떠야 한다. 눈이 너무 작아서 콘택트
렌즈가 착용되지 않는 일은 거의 없다.

4. 눈을 몇 번 깜박이면 콘택트렌즈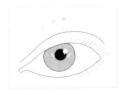
가 빠져나오지 않고 자리를 잡는다.

_ 쉽고 안전하게 제거하기

1. 콘택트렌즈를 착용할 때와 마찬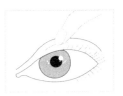
가지로 손을 깨끗이 씻고 말려준다.

2. 거울을 보며 눈에 있는 콘택트렌
즈를 확인하고 중지로 위 눈꺼풀을 위
쪽으로 당긴다.

3. 반대편 손 중지로 아래 눈꺼풀을 당겨 내린다.

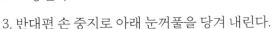

4. 눈을 약간 위로 뜨고 엄지와 검지로 콘택트렌즈를 집어낸다.

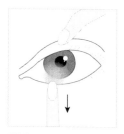

5. 제거한 일회용 렌즈는 즉시 버리고, 연속 착용 렌즈는 세척과 소독을 철저히 해준다.

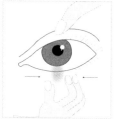

콘택트렌즈에 대한 상식과 오해

_ 박스에 적힌 숫자와 용어

콘택트렌즈 박스에는 많은 숫자가 있다. 대개는 몰라도 크게 상관은 없지만 도수나 자신에게 맞는 베이스커브Base Curve*를 알아두면 다른 렌즈를 선택할 때 도움이 된다. 또한 잘못된 도수를 착용하거나 좌우를 바꾸어 착용하는 일도 없을 것이다.

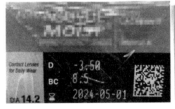
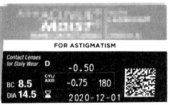

---

*　베이스커브는 굴절도로서 콘택트렌즈 뒷면의 곡률을 뜻한다. 착용자마다 곡률에 차이가 있기 때문에 렌즈의 곡률은 착용자에게 가장 적합하고 편안하게 적용되어야 하는 매우 중요한 요소다.

가장 위 D는 디옵터Diopter로 도수를 뜻한다. D 또는 PWR, SP 등으로 표기된다. 도수는 0.25D 단위로 있다. 낮은 도수라면 안경도수와 비슷하나 도수가 높을수록 안경도수와 차이가 나기 때문에 안경과 똑같이 써서는 안 된다.

BC는 베이스커브를 뜻한다. 콘택트렌즈의 곡률 반경으로 구부러진 정도를 나타낸다. 사람에 따라 각막 곡률 반경이 다르기 때문에 곡률 반경에 맞는 렌즈를 착용해야 한다. 렌즈의 베이스커브가 눈보다 편평하면 이물감과 함께 눈에서 쉽게 빠질 수도 있고 볼록하면 눈물 순환이 되지 않아 이물질이 쉽게 낄 수 있다. 소프트렌즈는 브랜드에 따라 조금씩 차이가 있다. 보통 8.4~8.6, 9.0 두 종류로 나온다. 숫자가 낮을수록 볼록하고 높을수록 편평하다. 자신의 각막곡률반경이 평균에서 많이 벗어난다면 따로 맞춤형으로 제작하여 착용해야 한다.

DIA는 렌즈의 직경Diameter을 뜻한다. 소프트 콘택트렌즈는 보통 직경이 14~14.2mm대가 많다. 직경이 크면 착용했을 때 안정감이 있고 착용감이 좋으나 눈을 덮는 면적이 넓기 때문에 산소 투과율이 낮고 눈물 순환이 덜 된다. 난시용 콘택트렌즈는 눈에서 회전하지 않아야 하는 특성 때문에 일반 렌즈보다는 직경이 조금 더 큰 14.5mm가 많다.

콘택트렌즈도 유통기한이 있다. 렌즈가 담겨 있는 보존액은 개봉하지 않아도 유통기한이 지나면 변질되어 세균에 감염될 수 있으니 반드시 확인하여 사용해야 한다.

'FOR ASTIGMATISM' 혹은 'TORIC'이라는 문구가 있다면 난시용 콘택트렌즈다. 일반 콘택트렌즈 박스에는 없는 'CYL/AXIS'가 추가되어 있다. 'CYL'은 난시의 정도를 나타낸다. 0.25D 또는 0.50D 단위로 있으며, 수치가 커질수록 난시량이 많다는 뜻이다. 'AXIS'는 난시가 어느 방향에 있는지 나타내는 각도를 뜻한다.

함수율과 산소 투과율, 중심부 두께는 브랜드에 따라 상자에 적혀있거나 그렇지 않을 수도 있다.

함수율Water Contents은 렌즈가 머금고 있는 수분의 백분율을 의미한다. 수분이 많아 함수율이 높으면 초기에는 착용감이 좋지만 렌즈 자체가 유지해야 하는 수분도 많아서 눈에 있는 눈물로부터 수분을 공급받아야 한다. 렌즈가 눈물을 빼앗아 오히려 눈은 건조해진다. 저함수율 렌즈는 고함수율 렌즈보다 초기에 착용했을 때 촉촉함은 덜하지만 눈물로부터 수분도 덜 공급받아 건조함을 덜 느끼므로 장시간 착용에 적합하다. 계절이나 환경에 따라 다르기 때문에 용도나 사용 환경에 맞추어 적절한 함수율을 선택하는 것이 좋다.

산소 투과성DK은 콘택트렌즈를 통하여 얼마나 많은 산소가 통과하는지 나타내는 수치다. D는 확산계수로서 콘택트렌즈 안에서 산소의 이동량을 나타내며 K는 용해도계수로서 외부에서 콘택트렌즈 안으로의 산소 이동량을 나타낸다. 산소 투과성 수치가 높을수록 눈에 더 많은 산소가 공급된다. 산소 투과성이 높을수록 좋지만 실리콘이 많이 들어가므로 착용감은 떨어진다.

산소 투과율DK/t은 산소 투과성 DK값을 콘택트렌즈의 두께로 나눈 값으로 콘택트렌즈를 착용했을 때 눈에 산소를 얼마나 투과시킬 수 있는지 나타내는 수치다. DK는 주로 하드렌즈 수치 단위로 쓰이고 DK/t는 소프트렌즈 수치 단위다.

_ 콘택트렌즈에 대한 오해

도수 없는 콘택트렌즈는 장시간 착용해도 괜찮다?

제조공정이 발전하여 서클렌즈나 컬러렌즈도 눈에 문제가 없다고 하지만 일반 투명 콘택트렌즈보다는 직경도 크고 색을 입히기 위한 추가 코팅막이 필요하므로 산소 투과율이 낮을

수밖에 없다. 도수가 없는 콘택트렌즈인 서클렌즈나 컬러렌즈
는 미용 목적으로 착용하는 경우가 많다. 색이 들어간 렌즈는
눈에 들어가는 빛의 양이 적어 어둡게 느껴지므로 야간 운전
을 하거나 야맹증이라면 주의해야 한다.

콘택트렌즈는 도수의 유무와 상관없이 눈에 접촉하여 산소
투과를 방해하기 때문에 렌즈에 따라 4~8시간 이상의 착용을
권장하지 않는다.

콘택트렌즈를 끼고 자면 렌즈가 눈 뒤로 넘어간다?

콘택트렌즈가 제대로 자리 잡히지 못하고 눈 뒤로 넘어가
버리는 건 아닐까 걱정하는 사람도 있다. 눈은 눈꺼풀 안쪽과
안구 사이에 결막이 덮여 있어 렌즈나 기타 이물질이 넘어갈
수 없는 구조로 되어 있으니 걱정하지 않아도 된다. 눈동자 위
에 콘택트렌즈가 보이지 않는다면 보통은 눈에서 빠졌거나 눈
꺼풀 안쪽에 있을 가능성이 높다.

콘택트렌즈가 편하니까 평생 써도 괜찮다?

콘택트렌즈를 착용하는 연령의 폭이 점점 확대되고 있다.
렌즈의 재질이 아무리 발전해도 나이가 들면 눈물샘이 좁아져

건조증이 생기기 때문에 눈의 상태가 나빠질 수밖에 없다. 소프트 콘택트렌즈는 평생 착용하기 때문에 현재의 기술로는 무리가 있고 개개인의 눈 상태에 따라 달라진다. 대신 산소 투과성 하드렌즈는 각막에 산소를 충분히 공급할 수 있기 때문에 적응만 잘하면 평생 착용할 수도 있다. 콘택트렌즈를 오래 사용하고 싶다면 전문가의 검사와 처방을 꾸준히 지켜야 한다.

콘택트렌즈를 끼면 두통이 생긴다?

콘택트렌즈도 안경처럼 착용 후 적응 기간이 필요하다. 이물감이나 두통이 느껴질 수 있는데 어느 정도 기간이 경과했음에도 지속된다면 콘택트렌즈에 대한 알러지 반응일 수도 있고 곡률 반경인 베이스커브가 맞지 않거나 도수가 맞지 않아서일 수 있다. 특히 난시가 제대로 잡히지 않으면 눈이 쉽게 피로해지고 심하면 두통이 발생할 수 있으니 구입처에 방문하여 다시 검사를 받아보는 것이 좋다.

콘택트렌즈로 근시, 원시, 난시 등 시력 교정이 가능하다?

콘택트렌즈는 미용이나 치료 목적으로 착용하기도 하지만 가장 근본적인 목적은 굴절 이상을 교정하는 것이다. 근시, 원시, 난시 등의 시력 교정이 모두 가능하지만 높은 도수가 필요한 고도근시나 심한 난시라면 소프트렌즈로는 한계가 있으므로 하드렌즈로 교정하는 것이 좋다.

드림렌즈를 착용하면 근시 진행을 억제한다?

드림렌즈는 자는 동안 각막을 압박하여 형태를 변화시켜 일시적으로 근시와 난시를 감소시키거나 진행을 억제시키는 시술의 일종이다. 드림렌즈의 근시 진행 억제 효과에 대한 연구 결과가 많지는 않지만 안경 착용군에 비해 약 40~50퍼센트 근시 진행을 억제할 수 있는 것으로 확인됐다. 그러나 개인차가 크고 하드렌즈이기 때문에 어린아이라면 적응과 관리에 어려움을 겪을 수 있으니 고려하여 결정해야 한다.

콘택트렌즈로도 자외선 차단이 가능하다?

선글라스나 안경렌즈에 코팅된 자외선 차단 기능도 훌륭하지만 눈과 렌즈 사이의 공간인 틈으로 자외선이 들어올 수 있다. 콘택트렌즈 중에도 자외선 차단 기능이 있는 렌즈가 있으며 차단력은 제품마다 약간씩 다르다. 콘택트렌즈는 눈의 각막 부위를 완전히 덮기 때문에 선글라스나 안경렌즈 주변의 빛을 추가적으로 차단할 수 있다는 장점이 있다.

한쪽 눈 시력만 맞춰서 구매해도 괜찮다?

양쪽 눈의 시력 차이가 크지 않으면 한쪽 시력에만 맞춰서 콘택트렌즈를 구입하는 경우가 많다. 이는 바람직하지 않다. 시력이 좋은 쪽에 맞추거나 좋지 않은 쪽에 맞추어도 눈은 잘 보이는 쪽으로만 보려고 하는 본능이 있기 때문에 눈에 피로가 쌓이고 장기화되면 시력이 저하될 수 있다. 양쪽 눈에 맞는 정확한 도수의 콘택트렌즈를 각각 착용해야 한다.

3장

시력

내 시력은 마이너스

"너 시력 몇이야?"

"나 시력 안 좋아. 안경 맞추러 갔더니 마이너스래."

"시력이 마이너스야? 되게 안 좋은가 보네. 나도 마이너스
인데."

"너도 시력이 좋지 않구나."

시력에 관한 흔한 대화다. 내용을 보면 시력이 좋지 않다는 것
외에 얼마나, 어떻게 좋지 않은지 아무런 이해를 할 수가 없다.
'시력이 마이너스'라는 것은 엄연히 잘못된 표현이며 시력이란
무엇인지 또 근시와 원시에 대한 이해가 우선되어야 한다.

시력이란 눈으로 정지된 물체를 볼 때 미세한 부분을 어느
정도까지 식별할 수 있는지 인식할 수 있는 능력을 뜻한다. 시
력 검사를 할 때 시력표에서 5m 떨어진 거리에 서서 한쪽 눈
을 가리고 0.1부터 2.0까지 검사자가 지시하는 숫자나 글자,

그림 따위를 읽어본 경험이 있을 것이다. 0.8이나 1.0 등 보이는 곳까지가 자신의 시력이 된다.

검사 거리가 5m인 시력표로 검사를 할 때 5m 거리에서 0.1에 해당하는 시표가 보이지 않는다면 마이너스 시력일까? 그렇지 않다. 거리를 1m 줄인 4m 거리에서 검사를 다시 한다. 이때 0.1 시표를 기준하여 0.1×보이는 거리/5(검사 거리)가 되어 4m에서 0.1 시표가 보인다면 시력은 0.1×4/5=0.08이 된다.

이와 같이 5m 거리에서 0.1 시표가 보이지 않는다면 4m, 3m, 2m, 1m로 거리를 점차 좁혀 나간다. 1m 거리에서도 보이지 않는다면 손가락의 개수를 알아보는 방법으로 거리를 기록한다. 그마저도 보이지 않는다면 손을 흔들어 자각 여부를 확인한다. 그것도 보이지 않는다면 광각, 즉 빛을 느낄 수 있는지 판단한다. 빛을 느낄 수 없다면 완전한 실명 상태로 시력은 0이 되는 것이다. 그러므로 시력이 아무리 나빠도 0보다 낮게 측정될 수는 없다. 그렇기 때문에 시력의 단위로는 '마이너스'가 존재하지 않는다. 다만 이 수치는 단순하게 어느 정도를 볼 수 있는지에 대한 것이므로 따로 굴절검사를 하지 않고는 눈의 도수를 알 수는 없다. 안경원에서 안경을 맞출 때는 안경을 착용했을 때의 교정시력이 0.8~1.0이면 정상 범위로 본다. 이 수치는 장소나 검사자의 당일 컨디션에 따라 조금씩은 변할 수 있고, 얻을 수 있는 정보는 한정적이기 때문에 시력 검사는 눈의 이상 유무 정도만을 판단할 수 있는 기본 검사라고 할 수 있다.

'마이너스' 부호는 안경 처방전이나 렌즈 도수에 존재한다. - 부호는 근시, + 부호는 원시를 뜻한다. 근시는 눈으로 들어오는 평행광선이 망막 앞에 초점을 맺기 때문에 오목렌즈로 교정을 하며 - 부호를 쓰고, 반대로 원시는 평행광선이 망막 뒤에 초점을 맺으므로 볼록렌즈로 교정하고 + 부호를 쓴다.

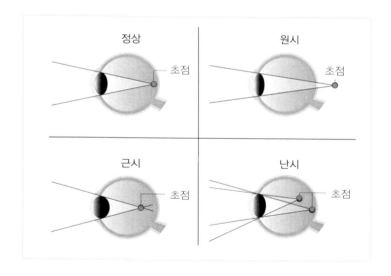

렌즈의 굴절력을 나타내는 단위는 D(디옵터)를 사용한다. 디옵터는 렌즈의 초점거리를 미터로 표시한 수의 역수이다. 시력이 나쁠수록 도수는 0.25 단위로 커진다. 우리나라의 경우 굴절 이상의 대부분이 근시인 관계로 - 처방값이 압도적으로 많다. 보통 -0.75D~-3.00D를 약도근시, -3.00~-6.00D를 중등도근시, -6.00D 이상은 고도근시로 분류한다.

원시는 +2.00D 이하를 저도원시, +2.25D~+5.00D를 중등도원시, +5.25D 이상을 고도원시로 분류하는데 대부분의 저도 원시에서는 시력에 크게 영향을 받지 않는다.

시력을 말할 때는

"내 시력은 0.3이야." 혹은 "내 안경 도수는 -3.25D(마이너스 삼점이오 디옵터)야"라는 식으로 표현하는 것이 올바르다.

근시, 안경으로 교정하면 그만일까

근시는 눈으로 들어오는 평행광선이 망막 앞에 초점을 맺는 것이다. 가까운 곳은 잘 보이지만 멀리 있는 물체는 흐리게 보이는 현상이다. 가장 일반적인 방법으로는 오목렌즈로 교정을 하여 교정시력이 1.0 이상 나오게 하는 것을 목표로 한다. 자신의 눈이 근시라면 안경이나 콘택트렌즈로 시력 교정을 하면 된다고 생각하고 심각하게 여기는 사람은 많지 않다.

2016년 안과 분야의 모 국제 학술지에 게재된 연구에 따르면 전 세계 인구의 약 19퍼센트에 해당하는 14억 명은 근시안으로 조사되었고, 이 수는 가파르게 증가하여 2050년에는 전 세계 인구의 약 절반이 근시, 이 중 약 10억 명은 -6D 이상의 고도근시가 된다. 고도근시가 위험한 이유는 안구가 커짐에 따라 망막이 얇아지고 시신경이 당기면서 약해지는 경우가 많아 황반변성이나 백내장, 녹내장, 사시 등의 안질환에 노출되기 쉽기 때문이다. 눈 모양이 정상이 아니기 때문에 정상 눈에 비해 망막박리는 7배 이상, 녹내장은 4배 이상, 황반변성은 무려 60배 이상이나 발병 위험을 높인다. 성장기에 제대로 관리하지 못하면 나이가 들수록 중증 안질환의 발병 위험이 높아진다.

우리나라는 싱가포르, 대만과 더불어 전 세계에서 근시가 가장 빠르게 증가하는 나라다. 60년 전만 해도 10~20퍼센트에 불과했던 근시 인구가 80~90퍼센트까지 치솟은 원인은 무엇일까? 유전적으로만 치부해도 되는 것인지 의문이 든다. 근시의 원인이 60년이라는 기간에 유전만으로 발병률이 높아졌다기에는 너무 짧기 때문이다. 다른 원인으로 가까운 곳을 많이 봐서, 다양한 것을 보지 못해서, 체구가 커져서 등의 가설이 있지만 디지털 기기의 확산에 비례하여 늘어난 것은 확실해 보인다.

과학자들은 전 세계적으로 공통된 근시 인구의 급격한 증가에 대해 높은 교육열과 빠른 도시화를 원인으로 보고 있다. 우리나라에서는 가톨릭대학교 성빈센트병원 안과 정수경 교수팀이 서울에 거주하는 19세 남성 2만 3616명의 근시 발병 여부와 교육 수준을 비교한 결과 교육 수준이 높을수록 근시일 확률이 높았다고 한다. 장시간의 근거리 작업이 근시를 악

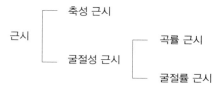

근시 ┬ 축성 근시

근시 └ 굴절성 근시 ┬ 곡률 근시

└ 굴절률 근시

화시킨다는 근거가 되는 것이다.

근시는 발생 원인에 따라 축성 근시와 굴절성 근시로, 굴절성 근시는 곡률 근시와 굴절률 근시로 분류한다. 대부분의 근시는 축성 근시로 안구의 크기가 커지면서 발생한다. 굴절성 근시는 눈의 굴절 부분에 이상이 있을 때 생긴다. 임상 양상에 따라 단순 근시, 야간 근시, 가성 근시, 변성 근시로 분류할 수 있다. 대부분은 안구의 길이가 눈의 굴절력에 비해 길어서 발생하는 단순 근시다. 이외에도 병리학적으로 안저 주위의 조광량에 의해 약이나 전신 질환 등 다양한 원인으로 발생한다. 문제는 시간이 지남에 따라 눈이 더 나빠져 안경 도수를 점점 높여야 한다는 것이고, 안경은 교정시력이 좋아질 뿐 눈을 더 이상 좋게 하지는 못한다. 눈이 나빠지는 원인은 많다. 신체의 다른 곳에 문제가 있을 수도 있다. 스마트폰이나 각종 영상 매체 등 근거리 작업인 외부 요인 외에도 내부 요인이 있다.

눈은 뇌와 연결되어 있다. 머릿속의 여러 조직과 연관되어 끊임없는 자극을 받는다. 특히 수면 부족은 신경을 피로하고 긴장하게 하여 눈을 나빠지게 하는 대표적인 원인이다. 감기, 과로, 두통, 축농증으로 인해 신체가 무리하면 몸과 뇌를 동시에 지치게 한다. 이런 때에 독서나 티비 시청이 정신적인 위안을 삼을 수는 있으나 눈은 에너지를 지속적으로 소모하여 데미지를 입게 된다. 눈은 자신의 의지와 상관 없이 애쓰지 않아도 잘 보려고 하는 본능이 있다. 한눈에 편하게 보이는 것이 아니라 더 잘 보기 위해 미간을 찡그리거나 어딘가 불편하게 느껴진다면 눈은 지속적으로 나빠진다는 뜻이다.

근시는 엄연한 '시력 굴절 장애'다. 지난 60여 년 동안 무슨 일이 있었기에 근시 인구가 급격하게 증가한 것일까? 가장 먼저 생활 환경이 판이하게 바뀌었다. 컴퓨터 디스플레이와 스마트폰, 태블릿PC 등은 일상생활에서 뗄 수 없는 환경이 되어버렸다. '빛이 나오는 디스플레이'의 문제가 아니라 '30cm 이내의 근업 거리'가 문제다. 우리는 스마트폰 속 세상의 다양한 관심사를 보지 않고는 견딜 수 없게 되었다. '나'는 노력하지 않아도, '눈'은 가까운 거리의 디스플레이를 보기 위해 쉬지 않고 일을 한다. 눈이 가까운 물체를 볼 때 외부의 빛은 각막을 지나 수정체를 통과한다. 각막과 수정체는 눈에서 굴절을 조절하는 부분이며 각막은 약 40D, 수정체는 약 20D의 굴절력으로 눈의 총 굴절력은 약 60D다. 수정체에서 굴절된 빛이 망막 위에 초점을 맺으면 상이 또렷하게 보이게 된다. 물체를 보다 가까이에서 보면 어떻게 될까. 가까워지는 거리만큼 초점은 망막보다 뒤에 위치하게 될 것이다. 뒤에 위치한 초점을 망막에 맺히게 하기 위하여 수정체는 스스로 두께를 부풀려 굴절력을 높인다. 이것을 눈의 '조절'이라고 한다. 문제는 여기에서 발생한다. 눈과 물체의 거리가 가까워 수정체 두께를 아무리 부풀려도 상을 망막에 위치시키지 못한다. 이때 우리 눈은 더 선명한 상을 얻기 위해 안축장을 강제로 늘려 눈이 비정상적으로 커지게 한다. 눈이 전체적으로 커진다기보다는 망막의 상을 맺는 부위가 비정상적으로 튀어나와 늘어난다는 표현이 맞을 것이다. 눈과 물체의 거리가 30cm 이내이면 무리가 간다고 본다. 이렇게 커진 눈이 '축성 근시'가 되는 것이다.

성장기에는 눈이 계속 자란다. 망막 앞에 놓인 초점은 눈이 커짐에 따라 망막으로부터 점점 멀어지고 근시는 더 심해진다. 이미 큰 키를 줄일 수 없듯이 커진 눈도 다시 줄일 수는 없다. 잘못된 습관으로 커진 눈은 백내장, 녹내장 등 합병증의 위험이 있고 심하면 정신적인 질환이나 전신 질환으로 이어질

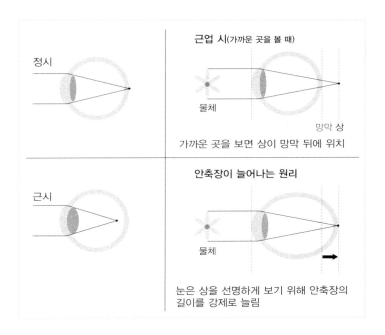

근업 시(가까운 곳을 볼 때)

정시

물체

망막 상

가까운 곳을 보면 상이 망막 뒤에 위치

안축장이 늘어나는 원리

근시

물체

눈은 상을 선명하게 보기 위해 안축장의 길이를 강제로 늘림

수도 있다. 성인 눈의 평균 가로 길이(안축장)는 24mm 내외다. 자연적으로 눈의 성장을 막을 방법은 없다. 눈의 성장은 보통 20~25세에 끝난다. 통상 안축장의 길이가 27mm 정도 되면 -6D 이상의 고도근시가 된다. 눈이 잘못된 방법으로 커지지 않도록 생활 환경을 바꾸거나 근시 진행을 최대한 억제하도록 노력해야 한다.

시력 관리 습관과 근시 진행 억제

눈과 물체의 거리가 30cm 이내로 근거리 작업을 장시간 하면 근시를 악화시키는 요인으로 작용한다. 생활 환경이 온라인으로 향하는 이 시대에 근거리 작업을 하지 않는 것은 사실상 불가능하다. '근시'라는 굴절 이상을 근본적으로 치료하는 방법은 없다. '근시 진행 억제'는 근시가 더 나빠지는 속도를 늦춘다는 뜻이다.

근시는 조기 발견이 중요하다. 서너 살부터 꾸준히 안과 검진을 받는 것이 좋다. 근시가 빨리 생길수록 고도근시가 될 가능성이 많기 때문에 근시가 시작되는 나이는 의미가 크다. 근시의 위험성만큼 고도근시가 되지 않도록 하는 것이 중요하다. 각막의 모양은 비구면으로 럭비공처럼 중심부는 솟아 있고 주변부는 편평한 형태여서 빛이 각막으로 들어오는 위치에 따라 굴절력이 달라진다. 달라지는 굴절력만큼 망막에 맺히는 상의 위치도 다르다.

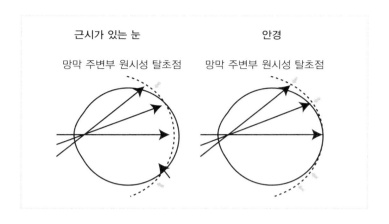

근시가 있는 눈

안경

망막 주변부 원시성 탈초점

망막 주변부 원시성 탈초점

그림을 보면 망막 중심부를 통해 들어오는 빛은 망막 앞쪽에 맺히고, 주변부를 통해 들어오는 빛은 망막 뒤에 맺혀 원시의 형태를 띈다. 주변부 망막에 원시성 탈초점(원시성 망막 흐림)이 생길 때 근시가 생기면서 진행도 빨라진다는 이론이 인정되고 있다. 근시인 눈에 일반 안경을 착용하면 중심부로 들어오는 빛은 잘 볼 수 있으나 망막의 주변부는 각막의 비구면 형태로 인해 여전히 상이 망막 뒤에 맺히게 된다. 그렇게 되면 뇌는 '더 선명하게 보기 위해 눈을 확장시켜야지'라고 인지하여 눈을 비정상적으로 크게 만든다. 커진 눈은 망막을 점점 더 뒤로 밀어내고 눈은 더 나빠지게 된다. 일반 시력교정용 안경으로 잘 보게 할 수는 있으나 근시 진행을 억제할 수는 없다.

근시가 더이상 악화되지 않게 하는 방법을 알아보자.

_ 20-20-20 규칙

디지털 기기와 컴퓨터의 사용이 늘어나면서 디스플레이를 응시하는 시간도 길어졌다. 눈의 피로를 유발하는 가장 흔한 원인 중 하나가 된 것이다. 사람은 보통 1분에 15번 정도 눈을 깜박이는데 디지털 기기를 보는 동안에는 5~7회로 현저하게 줄어든다. 이는 눈을 건조하게 만들고 가려움이나 두통을 유발할 수 있다.

미국안과학회AAO에 따르면 장시간 화면을 보는 것이 영구적인 눈의 손상을 일으키지는 않으나 시야 흐림이나 긴장과 같은 문제를 발생시킬 수 있다. 미국안과학회와 미국검안협회AOA는 근업에 따른 눈의 피로를 줄이는 방법으로 20-20-20 규칙 사용을 권장하고 있다. 20-20-20 규칙이란 장시간 디지털 기기를 응시함으로써 발생하는 눈의 피로를 줄이는 방법으로 20분 볼 때마다 20초 동안 20피트(약 6m) 떨어진 먼 곳을 보며 휴식을 취하는 것이다.

모니터나 태블릿PC 등 디스플레이 화면이 작은 것보다는 클수록 멀리서 보는 것이 좋다. 작은 글자보다는 큰 글자로 읽으면 멀리 있어도 보기 쉽기 때문이다. 또한 독서를 하거나 숙제를 할 때 눈과 책의 거리가 30cm 이내로 근업이 불가피하며 집중할수록 거리는 더 가까워진다.

화면의 밝기를 지나치게 밝게 하여 눈부시게 사용하면 눈은 쉽게 피로해진다. 어두운 곳에서 스마트폰을 보면 좋지 않은 이유다. 화면의 밝기는 주변보다 약간 밝은 정도로 조정하는 것이 좋다.

_ 햇빛 보는 시간 늘리기

국제학술지 〈네이처*nature*〉는 근시 인구가 늘어나는 원인 중 하나로 2015년 '근시 대유행The myopia boom'을 통해 실내 생활의 비중이 높아 햇빛을 보는 시간이 적다는 것을 주장했다. 2015년 9월 15일자에 실린 《미국의학협회저널*JAMA: Journal of American Medical Association*》에는 같은 근거리 작업을 하더라도 실내에서 책을 보는 것보다 야외에서 보는 것이 근시 유병률이 더 낮다는 연구 결과를 발표했다. 신체가 빛을 받으면 빛 자극에 따라 망막에서 나오는 도파민의 분비량이 결정되는데 눈의 성장과 이에 따른 근시 발생에 관련이 있을 것이라고 보아 하루 3시간 이상 햇빛을 쬐는 것이 좋다고 전문가들은 조언하고 있다. 망막에서 나오는 도파민은 일주기성이 있어 낮에는 증가하고 밤에는 줄어든다. 세계보건기구WHO에서도 근시와 당뇨망막병증을 예방하기 위해서 야외 활동 시간을 늘려야 한다고 적극 권고하고 있다.

_ 드림렌즈 사용

드림렌즈(OK렌즈: Orthokeratologic lens)는 각막굴절교정렌즈로 하드렌즈의 일종이다. 미국에서 개발되어 20년 이상 연구되고 있다. 사용에 안전하고 합병증이 거의 없으며 근시 진행 억제에 효과적이라고 많은 논문에서 입증했다. 근시는 대부분 만 7~9세에 시작되어 나이가 들어감에 따라 진행을 멈춘다. 성장기에 계속 눈이 나빠지는 것은 눈에 좋지 않은 습관 때문이기도 하지만 자연스러운 현상이다. 근시가 있는 눈은

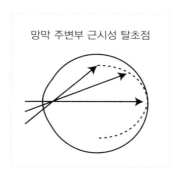

망막 주변부 근시성 탈초점

망막 주변부에 원시성 탈초점으로 인해 근시 진행을 유발한다는 것을 확인했다(147쪽 그림 참조). 드림렌즈는 자는 동안 각막을 눌러 일시적으로 형태를 변화시켜 렌즈를 뺀 낮시간에는 망막의 앞쪽에 초점을 맺히게 한다. 근시 진행 억제를 위한 안경렌즈와 콘택트렌즈(드림렌즈, 근시 완화 렌즈)는 망막 주변부의 원시성 탈초점을 근시성 탈초점으로, 즉 망막 앞으로 옮기는 데 그 목적이 있다.

근시 진행으로 눈이 점점 커지는 것을 완전히 막을 수는 없지만 진행 속도를 40~50퍼센트로 낮출 수는 있다. 주로 성장기 어린이들이 사용하지만 청소년과 성인 등 모든 연령대에서도 사용할 수 있다. 수술 없이 시력 교정이 가능하고 근시 진행도 억제한다는 장점이 있다. 다만 가격이 비싼 편이고 지속적인 관리의 불편함이 있다. 각막 모양이나 눈의 상태에 따라 렌즈를 착용할 수 없는 경우도 있고 중등도근시(근시 -4.5D, 난시 -1.5D)보다 나쁜 고도근시, 고도난시는 효과가 적을 수 있다.

_ 근시 완화 안경

6~12세 아동, 즉 근시가 활발하게 진행하는 성장기의 어린이

와 청소년을 대상으로 한 근시 억제 전용 안경렌즈도 속속 출시되고 있다. 회사마다 약간의 차이는 있지만 보통 제품명에 근시Myopia의 영어 단어 앞글자를 딴 '마이오', 아이를 뜻하는 '키즈'가 들어간다. 콘택트렌즈에 적응이 어렵거나 눈 병변으로 인해 착용할 수 없는 경우 좋은 선택지다.

드림렌즈나 근시 완화용 소프트렌즈와 같이 망막 주변부에 맺히는 상의 초점을 망막 뒤에서 망막 앞으로 이동시킨다는 점에서 원리는 동일하다. 안경렌즈의 중심부에는 먼 거리를 잘 볼 수 있도록 도수를 넣고 주변부에는 상이 망막 앞으로 맺히게끔 도수를 넣어 설계한다.

일반적으로 안경을 처음 착용하거나 도수가 높은 경우에 편하게 볼 수 있게 완전교정보다는 저교정을 한다. 완전교정이나 과교정을 하면 두통이나 어지러움을 쉽게 느낄 수 있기 때문이다. 근시 완화 안경은 근시 진행 억제 효과를 얻기 위하여 완전교정 도수를 넣어 처방한다. 그만큼 정확한 시력 검사가 요구된다.

콘택트렌즈는 처음에 피팅을 하면 더 이상 신경 쓰지 않아도 되지만 안경은 착용했을 때 흘러내리지 않도록 주기적인 피팅이 필요하다. 정확한 피팅이 되지 않은 상태로 근시 완화 안경을 착용하면 선명한 상을 얻지 못할 뿐 아니라 근시 진행 억제 효과도 떨어진다.

_ 근시 완화 소프트렌즈

2019년에 미국 FDA, 2020년에 한국 FDA 승인을 받은 일회용 매일 착용 소프트 콘택트렌즈가 있다. 이는 근시 굴절 이상 보정 및 근시 진행 완화를 위한 것이다. 드림렌즈는 착용 시 이물감이나 관리가 불편하다는 단점이 있는데 근시 완화용 소프트렌즈는 착용감도 좋고 어린이가 스스로 착용하기도 편리하여 쉽게 적응할 수 있다. 현재는 일회용으로 나온 제품이기 때문에 따로 관리를 할 필요가 없다.

근시 진행 완화 목적의 콘택트렌즈는 앞으로도 계속 발전하면서 신제품이 나올 것으로 예상된다. 해당 제품은 안경원에서는 처방과 판매가 불가하고 안과에서 각종 검사 후 처방을 받아 구매할 수 있다. 아침부터 낮시간에 10시간 정도 착용하면 근시 진행이 30~50퍼센트 완화된다고 한다. 드림렌즈를 쓰다가 중·고등학생이 되면서 수면시간이 부족해 차선책으로 사용하기도 한다. –10D의 초고도근시도 교정이 가능하다. 드

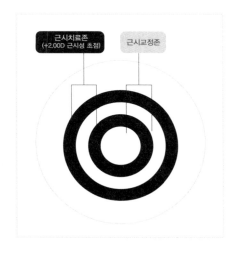

림렌즈로 교정시력이 제대로 나오지 않더라도 사용을 고려할 수 있다. 현재 시중에서 판매되는 제품으로는 난시 교정이 되지는 않지만 안경으로 난시만 교정하는 방법이 있으므로 지레 겁을 먹고 포기할 필요는 없다.

근시 완화용 소프트렌즈의 원리는 망막 중심부에 정상 도수를 넣어 잘 볼 수 있게 하고 망막 주변부에 맺히는 초점 부분에는 +2D의 도수를 넣어 초점을 망막 앞으로 끌어오게 한다.

_ 저농도 아트로핀 안약 사용

근시 진행 억제 방법으로 눈 운동이나 저교정 또는 과교정을 통한 안경 및 콘택트렌즈의 처방, 안압하강제 등의 약물로 여러 방법을 시도하였으나 과학적인 효과는 입증된 것이 없다.

약물 중에서 아트로핀은 모양근의 조절을 마비시켜 근시 진행을 억제하는 조절 마비제이자 산동제 점안액이다. 안과에서 검사를 하거나 치료의 목적으로 사용되었는데 처음부터 근시 진행 억제의 목적은 아니었다.

대개 자기 전에 이틀에 한 번 또는 매일 점안하는데 콘택트렌즈로 근시 진행을 억제하는 것처럼 따로 관리할 필요가 없어 편리하지만 시력 교정 효과는 없기 때문에 안경이나 콘택트렌즈를 각각 착용해야 한다. 아트로핀은 농도가 높을수록 근시 진행을 억제하는데 효과적이지만 그만큼 부작용이 잘 나타난다고 알려져 있다. 부작용으로는 조절마비제의 특성상 동공이 커지기 때문에 눈부심이 생기고 조절을 하지 못해 근거리 작업이 어려워진다. 두통이나 알러지, 입마름 등이 나타날 수 있는데 이런 때는 담당 의사와 상의하여 농도를 조절한다. 연구 결과에 따르면 0.01~0.125퍼센트의 농도를 사용하는 데 0.01~0.05퍼센트의 저농도 아트로핀이 고농도 아트로핀에 비해 안전하면서도 효과를 볼 수 있다. 드림렌즈와 아트로핀 안약 모두 근시 진행을 억제한다는 점에서 성장이 두드러지는 만 7~9세에 시작하는 것이 가장 효과적이다. 만 12세부터는 근시 진행이 다소 느려지고 효용성도 줄어든다.

어릴 적 눈 관리 평생간다

근시가 악화되는 가장 큰 원인은 성장기에 비정상적으로 늘어난 눈이고 한 번 늘어난 눈은 다시는 줄어들지 않는다. 그렇기 때문에 성장기에 시력 관리를 해주는 것이 중요하다. 앞에서 소개한 근시 진행을 억제하는 방법들은 과학적으로 근시 억제 효과의 근거가 있다.

눈을 밝게 하는데 이러이러한 영양제를 먹으면 좋다더라, 어린 나이부터 안경을 쓰면 눈이 더 나빠진다더라, 눈 근육을 움직여 시력 회복 훈련을 통해 시력을 좋아지게 한다더라 등의 속설이나 주장은 과학적 근거가 없다. 이런 방법은 시력 관리의 대책이 될 수 없다. 우리 눈은 태어나면서부터 성장기를 거쳐 성인이 되는 동안 끊임없이 변화한다. 성장기가 끝났다고 눈이 더 나빠지지 않는 것도 아니다. 잘못된 습관으로 성인이 되어서도 얼마든지 나빠질 수 있다. 나이가 들면 노안이 오고 백내장 등의 노인성 질환에도 대비해야 한다. 이러한 과정은 시간의 흐름에 따른 자연스러운 현상으로 연령마다 관리해야 하는 방법도 다르다. 근시 진행을 억제하는 소프트렌즈나 안경은 역사가 그리 오래되지 않았다. 성인에게 적용하면 어떤 결과가 나올지는 아직 연구도 통계도 부족한 실정이다. 다만 성장기에 바로잡지 못한 시력 관리는 평생을 좌우하기 때문에 관리의 중요성을 강조할 뿐이다.

_ 태어날 때부터 관리해야 할 눈의 이상 신호

신생아와 유아기는 기본적으로 시력이 매우 좋지 않을뿐더러 의사 표현이 서툴기 때문에 부모가 신경 쓰지 않으면 아기의 시력 이상 유무를 제대로 파악할 수 없다.

갓 태어난 아기의 시력은 0.01~0.03으로 좋지 않다. 뇌와 시각 중추가 완전하게 발달하지 못한 상태로 태어나 정상 어른 시력의 절반에도 미치지 못한다. 약 30cm 거리의 큰 물체나 빛 정도만 구분할 수 있고 색은 흑백으로만 볼 수 있다. 출생 직후에는 시력보다는 안과적 검진, 즉 선천성 백내장이나 녹내장, 미숙아망막병증 등 선천성 질환이 있는지 확인하는 검사가 필요하다.

이 시기에는 눈의 정렬 능력이 부족하여 안쪽으로 시선이 몰리는 내사시처럼 보일 수 있다. 3~4개월 지나면 시각 기능이 발달하고 콧대가 생기면서 대부분은 정상 위치로 가고 움직이는 물체에 반응하며 따라가면서 보는 것이 가능해진다. 사시처럼 보여서 가짜사시, 가성사시라고 한다.

신생아를 거쳐 한 달쯤 지나면 0.1 정도의 시력에 도달하며 약 1m 거리에 있는 물체를 식별하게 된다.

만 2~3개월에 시력 발달 민감기를 거치는데 이때 물체의 입체감과 색을 알아보기 시작한다. 태어난 지 백일이면 눈을 맞추고 움직이는 물체에 반응하면서 천천히 움직이는 모빌을 따라가며 볼 수 있다. 한 눈씩 가려서 눈맞춤이 잘 되는지 확인하고 만일 제대로 하지 못하고 시선이나 초점이 똑바르지 않다면 시력 발달에 문제가 있을 수 있으니 안과 방문을 권한다. 이 기간에 시력이 발달되지 않으면 약시*가 발생할 수 있다. 약시는 영구적으로 시력이 나오지 않는다.

별다른 이상을 보이지 않아도 3세 이전에 안과 방문을 권장한다. 3~4세의 시력은 0.4, 5~6세에는 0.5 이상이 정상 시력인데 이보다 낮다면 안과 전문의의 진료가 필요하다. 이 시기의 아이들은 잘 보이지 않아도 제대로 표현하지 못하며 원래 그렇게 보이는 줄 아는 경우가 많다.

어릴 때부터 안경을 쓰면 눈이 더 나빠진다는 속설은 잘못된 것이다. 난시나 원시, 부동시가 심하면 어린 나이에도 안경 착용이 필요하다. 다만 근시의 경우 안경 처방이 과교정되면 눈이 더 나빠지는 원인이 될 수 있으니 정확한 시력 검사가 필요하다.

어린이 눈 건강 이상 관찰

다음에 해당한다면 안과에 방문하여 검진을 받아야 한다.

• 생후 3개월이 되었는데 눈을 잘 맞추지 못한다.

• 두 눈의 시선, 초점이 다른 방향을 본다.

• 눈부심이 심하거나 자주 찡그린다.

---

* 어린이 약시: 약시는 한쪽 눈이나 양쪽 눈에 나타나는 시력 저하로 신경학적으로는 정상이고 별다른 안질환이 없음에도 1.0 이상의 교정시력이 나오지 않는 것을 말한다. 같은 약시라 하더라도 그 원인과 종류가 다르다. 치료할 수 있는 기간을 놓치면 나중에는 치료할 수 없고, 덜 보이는 만큼 성인이 되어 사회생활을 하는 데에도 어려움을 겪을 수 있다. 약시는 원인과 종류에 따라 다르지만 얼마나 빠르게 발견하고 치료를 하느냐에 따라 예후가 좋을 수 있으니 반드시 꾸준한 검진이 동반되어야 한다.

- 눈을 자주 비비고 깜박거린다.
- 물체를 볼 때 너무 가까이 혹은 고개를 기울여서 본다.
- 물체를 볼 때 가만히 보지 못하고 눈이 흔들린다.

초등학교 이후

스마트 기기의 발전과 전염병 팬데믹으로 인해 원격 수업이 확대되면서 소아 및 청소년 근시 환자가 걷잡을 수 없이 많아졌다. 알면서도 방치할 수밖에 없는 아이들의 독서나 스마트 기기의 근거리 작업에 걱정하는 부모가 많다. 성장기에는 눈 건강도 중요하고 독서도 중요하다. 가급적이면 근거리 작업은 밝은 환경에서 하고 가능한 30~40cm 이상 멀리 보게 해야 한다. 스마트폰은 집중할수록 가까이 보기 때문에 되도록 사용하지 않는 것이 좋겠지만 글씨 크기는 크게, 멀리, 짧게 사용하는 것이 좋다. 20-20-20 규칙처럼 잠깐이라도 멀리 보고 햇빛을 보는 것도 권장한다. 이는 모든 연령에 해당되지만 특히 성장기에는 직접적인 시력 발달에 영향을 주기 때문에 더 강조할 수밖에 없다.

시력은 대략 만 6~7세까지 발달한다. 눈에 좋지 않은 것은 피하고 시력에 영향을 주는 눈 질환을 조기에 발견하는 것이 중요하다. 이 시기까지는 6개월에 한 번씩 정기적으로 검진을 권한다. 근시가 있다면 악화되지 않도록 적절한 조치를 취해야 한다.

시력 검사 결과가 1.0 이상으로 양호해도 안심해서는 안 된다. 학교에서 하는 원거리 측정용 시력 검사로는 원시 측정이 불가하다. 아이가 멀리 있는 물체나 TV도 잘 보고 뛰어노는 것도 문제가 없는데 책을 보는 근거리 작업에서 눈을 가늘게 뜨거나 유독 산만하고 피로해한다면 원시를 의심해 볼 수 있다. 미국 오하이오 주립대학교 연구팀이 4~5세의 어린이를 대상으로 원시와 정상 시력 아이들의 읽고 쓰는 능력을 평가했을 때 원시가 있는 아이들의 성적이 훨씬 낮았다고 한다.

원시를 조기에 발견하면 원시 교정 안경으로 시력의 악화를 어느 정도 막을 수 있다. 전문의의 진단에 따라 레이저 수술이나 안내 렌즈 삽입술의 치료를 할 수 있다. 원시 방치는 사시와 약시의 발생 원인이 되고 이른 나이에도 노안이 올 수 있다. 근시와 마찬가지로 원시 역시 빠른 발견과 조치만이 해결책이 될 것이다.

어떤 건강보조식품을 먹는 것이 아이의 눈에 좋은지 자주 질문을 받는데 건강보조식품이나 약으로 시력 개선에 특별한 도움을 주는 것은 없다. 밝은 곳에서 멀리 보는 것만이 가장 좋은 약이다. 이 시기에는 장난감 총이나 날카로운 물건, 레이저 포인터 등 부주의에 의해 눈 외상을 입지 않도록 해야 한다.

초등학교 고학년이 될수록 콘택트렌즈 착용자가 늘어나는데 관리를 잘하면 별 문제 없으나 그렇지 않으면 심각한 합병증으로 이어질 수 있으므로 각별한 주의가 필요하다.

_ 약시, 늦으면 치료가 어렵다

약시Amblyopia는 눈에 특별한 이상이 없음에도 교정시력이 잘 나오지 않는 것을 뜻한다. 눈이 나빠 잘 보이지 않는 것은 그렇다 치더라도 안경이나 콘택트렌즈로도 정상 시력을 얻을 수 없으니 일상생활에서 큰 불편을 겪는 것은 당연하다. 양쪽 눈 모두 약시가 될 수도 있지만 일반적으로 양쪽 눈의 시력 차가 시력표에서 두 줄 이상일 때 시력이 덜 나오는 쪽의 눈을 약시안이라고 한다. 약시는 일반적인 시력 검사로도 진단이 가능하다. 다행히 조기에 약시를 발견하여 예방하고 치료하면 예후가 좋은데 늦게 발견하면 일생 동안 시기능 장애를 달고 살아야 한다. 조기 예방과 치료를 강조하는 까닭은 장래에 특정 직업을 선택할 때나 운전을 할 때 제한이 될 수 있기 때문이다. 또 9~10세 이후로는 시력 발달이 멈추기 때문에 약시의 호전을 기대하기 어렵다. 약시가 호전되는 데 걸리는 시간과 속도는 개인차가 있으며 중간에 치료를 중단하는 경우 재발 위험이 크므로 인내심을 가지고 경과를 지켜보는 것이 중요하다.

약시를 의심해볼 만한 증상은 다음과 같다.

- 눈의 정렬이 바르지 않다.
- 눈을 자주 비비고 먼 곳을 볼 때 한쪽 눈을 자주 감는다.
- 책이나 TV를 너무 가까이에서 본다.
- 사람의 눈을 잘 마주치지 못한다.
- 한쪽 눈을 가렸을 때 무척 답답해하고 운다.
- 밤눈이 유독 어둡다.
- 물체를 볼 때 눈이 고정되지 않고 흔들린다.
- 물체를 볼 때 고개를 돌리거나 갸웃거린다.
- 눈꺼풀 처짐이 있다.
- 자주 넘어진다.

대부분의 약시는 근시나 사시 같은 다른 요인으로 영유아기에 발생하는 경우가 많아 근시, 사시, 복시의 증상도 동반할 수 있다. 약시에는 원인에 따라 몇 가지 종류가 있다.

굴절성 약시

근시, 원시, 난시 등 굴절 이상이 있음에도 방치하면 물체의 상이 망막에 맺히지 못해 약시가 발생한다. 굴절성 약시는 먼저 굴절 이상을 교정하고 가림치료를 위해 시력이 좋은 쪽의 눈을 가린다. 반대쪽 약시안의 사용을 유도하여 양쪽 눈의 시력이 같아질 때까지 지속적으로 치료하는데 이 방법으로도 개선되지 않는다면 가림치료를 이어 나가기는 어렵다. 가림치료를 할 때는 약시안으로 TV나 디지털 기기를 집중하여 보는 것도 좋은 치료가 될 수 있다.

부동시성 약시

양쪽 눈의 굴절력 차이로 인한 굴절 이상 약시로 전체 약시 원인의 절반 이상을 차지할 정도로 흔하다. 한쪽 눈은 근시인데 다른 쪽 눈은 원시이거나 심한 근시 또는 난시인 경우다. 양쪽 눈의 도수 차이가 적으면 물체를 주시하는 데 큰 문제가 없지만 도수 차이가 2.5D 이상이면 나쁜 쪽의 눈에서 들어오는 상은 시중추에서 억제하여 거의 사용되지 않아 시력이 저하된다. 부동시성 약시는 환자의 눈에 맞는 안경이나 콘택트렌즈를 착용하여 조기에 시력을 교정한다. 필요하다면 굴절성 약시처럼 가림치료로 개선한다.

사시성 약시

한쪽 눈이 제대로 정렬하지 못해 사물이 두 개로 보이는 복시가 생긴다. 그렇게 되면 뇌에서는 혼란을 막기 위해 하나의 상을 억제하고 억제된 쪽의 눈은 시력이 약해져 약시가 된다. 사시성 약시는 안경에 프리즘을 넣어 상이 하나로 만들어지도록 교정하고 좋은 쪽의 눈을 가려주는 가림치료로 약시를 방지하는 것이 우선이다. 이후 사시의 종류에 따라 수술을 하여 치료할 수 있다.

폐용성 약시

눈을 사용하지 않아서 생기는 약시로 오랜 시간 방치하면 시기능이 저하된다. 시력이 발달해야 하는 영유아기에 한쪽 눈만 가린 채 생활하면 가린 쪽의 시력이 나빠져 약시가 되는데 안질환으로 인해 안대를 장기간 사용하거나 안검하수나 안검 혈관종, 백내장 등으로 눈을 제대로 사용할 수 없을 때 나타난다. 안질환으로 인한 약시 치료 예후가 대체로 좋은 편은 아니지만 조기에 발견하여 적극적으로 치료하는 것이 최선이다.

기질성 약시

안과 검사로 약시가 될 만한 이상이 발견되지 않아도 약시가 있을 수 있다. 영양 부족으로 나타나는 영양 약시, 음주, 담배, 마약 등 독성으로 나타나는 중독성 약시, 선천성 유전인자에 의한 선천성 약시, 심리적인 문제에 의한 심인성 약시다. 기질성 약시의 원인인 안질환이 있다면 그에 대한 치료를 병행하지만 굴절성 약시, 부동시성 약시, 사시성 약시, 폐용성 약시에 해당하는 기능성 약시와는 달리 원인도 뚜렷하지 않고 시력 훈련이나 안과적으로도 특별한 치료 방법이 없다.

이외에도 저시력Low Vision이 있다. 선천적, 후천적 안질환으로 인해 안경이나 콘택트렌즈로도 교정이 되지 않아 의학적, 광학적으로 근본적인 치료 방법이 없는 것을 말한다. 교정시력은 양안 0.04~0.3이하, 시야 협착이 30도 이내인 경우에 해당하는 시각장애를 가지고 있어서 일상생활이 어렵다. 중심 시각과 주변 시야가 소실되어 늘 흐릿하고 뿌연 시야로 생활을 해야 한다. 사물을 볼 때는 확대경이나 전자확대기 등 보조 기구를 이용해야 한다. 원인이 된 안질환의 악화로 실명의 위험에 노출되어 있기 때문에 정기적인 안과 진료가 필요하다. 저시력은 안질환을 원인으로 양쪽 눈 모두에 발생하는 특징이 있으므로 안과적 질환이 없음에도 교정시력이 나오지 않는 약시와는 구분된다.

_ 사시, 10세 이전에 치료하는 것이 유리하다

우리 눈은 물체를 주시할 때 양쪽 눈의 시선이 올바르게 정렬하여 물체를 향하는 것이 정상이다. 멀리 볼 때는 양눈의 시축이 평행을 이루고 가까이 볼 때는 적당히 눈이 몰려 초점을 맞추는데 이 위치를 '정위'라고 한다. 우리 눈이 늘 바른 위치에 있는 것은 아니다. 대부분은 가벼운 사위를 가지고 있고 아주 적은 양의 사위는 정상 범위로 간주한다.

사위Phoria는 사시Strabismus와 달리 겉으로 보기에는 정상적인 눈으로 보이지만 잠재적으로는 틀어져 있다고 해서 잠복사시라고도 한다. 자가진단 방법을 소개하겠지만 한쪽 눈을 가렸다 떼면 눈이 동서남북 방향으로 약간 움직인다. 평소에는 눈이 정상 위치에 있기도 하고 사위가 있더라도 증상이 심하지 않아 발견이 늦거나 방치되는 경우가 많다. 사위도 두 눈의 어긋난 시선을 올바른 방향으로 바로 잡아야 하기 때문에 오랫동안 작업을 하면 눈이 쉽게 지쳐 피로감이나 어지럼증, 눈떨림, 복시 등을 느끼게 된다.

내사위는 한쪽 눈을 가렸다 떼었을 때 가린 쪽의 눈의 시선이 안쪽에서 정상 위치로 되돌아오는 상태로 먼 곳을 볼 때는 피로감을 느끼고 가까운 곳을 볼 때는 불쾌감을 느끼는데 특히 운전할 때 불편함을 느낀다.

외사위는 한쪽 눈을 가렸다 떼었을 때 가린 쪽의 눈의 시선이 바깥쪽에서 정상 위치로 되돌아오는 상태로 먼 곳을 볼 때는 별다른 문제가 없지만 가까운 곳이 흐리게 보여 독서나 근거리 작업 시 쉽게 집중력을 잃고 불편함을 느낀다.

상사위나 하사위는 매우 드문 편인데 대부분은 다른 종류의 사시와 함께 동반된다. 한쪽 눈을 가렸다 뗐을 때 가린 쪽의 눈의 시선이 위쪽 또는 아래쪽에서 정상 위치로 되돌아오는 상태로 두통이나 복시가 발생할 수 있다.

사위는 보는 데 불편함이 없고 자각증상이 없다면 굳이 치료할 필요는 없다. 보통은 근거리 작업 시 불편함을 느끼는데

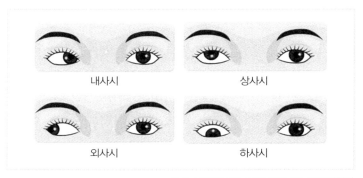

출처: 보건복지부, 국민건강보험, 대한의학회

프리즘 안경을 처방하여 교정이 가능하다.

사시는 물체를 주시할 때 두 눈의 정렬이 바르지 않은 것을 말한다. 한쪽 눈의 시선은 물체를 향하지만 다른 쪽 눈은 위아래 또는 좌우로 향한다.

사시가 있으면 보기에 좋지 않고 8세 이전에 발병한다면 물체가 겹쳐 보이는 복시로 인해 입체시가 발달하지 않을 수 있고 다른 쪽을 향하는 눈이 억제되어 약시가 되거나 중심 외 주시 등의 감각 이상이 발생하게 된다. 성인이 되어서도 발병할 수 있는데 이때도 복시의 증상이 일반적이다. 사시는 성인보다 소아에게 많이 나타나는데 우리나라의 경우 소아의 약 2퍼센트가 사시라고 알려져 있다. 사시는 종류에 따라 나타나는 시기가 다양한데 영아 사시는 6개월 이전, 조절 내사시는 18개월경, 간헐성 외사시는 3~4세 전후다. 국민건강보험에서 제공하는 보도자료에 따르면 사시는 사시 전체 인구 중 9세 이하 소아 및 아동의 절반 이상이 차지하며 그 숫자도 조금씩 증가하는 추세다.

2016년 사시 질환 건강보험 연령별 성별 진료 환자

(단위: 명, %)

구분	전체	9세 이하	10대	20대	30대	40대	50대	60대	70대 이상
계	131,892 (100)	67,072 (50.9)	35,999 (27.3)	7,175 (5.4)	3,947 (3.0)	3,598 (2.7)	4,586 (3.5)	4,699 (3.6)	4,816 (3.7)
남성	64,770 (100)	31,744 (49.0)	17,551 (27.1)	3,660 (5.7)	2,013 (3.1)	1,887 (2.9)	2,583 (4.0)	2,689 (4.2)	2,643 (4.1)
여성	67,122 (100)	35,328 (52.6)	18,448 (27.5)	3,515 (5.2)	1,934 (2.9)	1,711 (2.5)	2,003 (3.0)	2,010 (3.0)	2,173 (3.2)

2016년 기준 연령대별 진료 현황을 살펴보면 9세 이하(6만 7072명)가 가장 많고 그다음으로 10대(3만 5999명), 20대(7175명) 순으로 나타났다. 특히 9세 이하 소아 및 아동은 전체의 약 51퍼센트에 해당하여 가장 높은 것으로 나타났다.

다음 증상이 있으면 사시를 의심해 볼 수 있다. 소아 사시는 대부분 보호자나 주변 사람들에 의해 발견되므로 증상이 의심되면 반드시 사시 검사가 필요하다.

- 한쪽 눈이 코나 귀쪽으로 향하거나 초점이 풀려보인다.
- 햇빛이나 밝은 빛을 보면 한쪽 눈을 찡그린다.
- 눈의 피로나 두통을 호소한다.
- 물체를 볼 때 머리를 한쪽으로 돌리고 보거나 갸우뚱하게 기울인다.
- 물체를 볼 때 턱을 치켜들거나 고개를 숙인다.

사시의 원인은 명확하지 않다. 눈을 움직이는 근육이나 안와 내 조직의 구조적 이상, 조절에 따른 눈모음의 이상 등이 원인으로 추정될 뿐이다. 성인이 되어 나타나는 사시는 뇌신경 마비에 의한 마비성 사시, 갑상선 질환이나 안와질환에 의한 외안근의 이상, 근무력증과 같은 전신 질환 등이 있다. 복시 등의 증상 유무와 사시각의 크기에 따라 프리즘 안경 착용이나 수술 치료가 가능하며 근무력증과 같은 질환은 전신 검사와 약물치료가 필요하므로 성인이 되어 새로 발생한 사시라면 원인에 대한 감별이 매우 중요하다. 성인이 된 이후에도 사시는 치료가 가능하기 때문에 포기하지 말고 치료를 해야 한다. 이러한 사실을 모르고 사시를 방치하는 성인이 많다.

소아에게 사시가 있다면 시력의 발달이 완성되기 전에 치료해야 하는데 사시가 방치되면 약시가 발생할 수 있기 때문이다. 시력이 완성되면 약시는 치료가 어려우므로 8세 이전에 치료하는 것이 중요하다.

서양에 비해 동양의 어린아이들은 코가 낮고 미간이 넓어 눈의 위치가 정상이지만 안쪽으로 몰려 있는 것처럼 보인다. 이를 가짜사시, 가성사시라고 한다. 6개월 이내의 아이에게 가성사시가 아닌 실제 '영아 내사시'가 나타날 수 있다. 6개월이 지났는데도 여전히 사시가 개선되지 않고 증상이 의심된다면 내원하여 진료를 보아야 한다. 한쪽 눈이 코쪽으로 심하게 돌아가 있다면 의심해볼 수 있다. 사시는 상태에 따라 수술이나 안경으로 교정할 수 있는데 시력이 완성되기 전인 3~6세에는 반드시 치료해야 한다. 소아 외사시에 대하여는 몇 가지 가설이 있지만 정확한 원인을 찾지 못하고 있다. 소아 사시 중에는 간헐성 외사시가 가장 많이 나타나는데 서양보다 우리나라 아이들에게 더 많다. 간헐성 외사시는 간헐적으로 사시가 나타나기 때문에 발견이 쉽지 않아 부모의 관심이 필요하다. 간헐성 외사시는 야외에서 눈을 비비거나 한쪽 눈을 찡그리는 증상을 흔히 보인다.

최근에는 스마트폰의 사용 증가로 인해 청소년층에서 급성 내사시 증상이 늘고 있다. 스마트폰은 가까이에서 봐야 하고 가까이 보려면 눈이 안쪽으로 모이는 폭주를 해야 하는데 폭주 현상이 오랫동안 유지되면 안쪽으로 눈이 몰리는 내사시 증상이 생기기도 한다. 스마트폰 사용을 줄이고 먼 곳을 보는 야외 활동을 하면 대부분은 좋아진다.

보험 급여 대상에 대해서도 알아두면 도움이 된다. 사시 수술 환자가 10세 미만인 경우 모두 건강보험 급여를 받을 수 있으나 10세 이후 환자라면 전신 질환, 안와 질환, 눈과 눈 주위 수술, 외상으로 사시가 발생하여 복시와 혼란시가 있는 경우와 10세 이전에 발생된 사시로 이상두위(이상머리 위치) 현상이 있는 경우에 급여 대상이 된다. 사시 급여 대상자가 1차 사시 교정 수술 후 과교정으로 2차 수술을 시행하는 경우도 급여 대상이다. 그러나 그 외 시력이나 시기능의 회복을 기대할 수 없음에도 외모 개선이나 미용을 목적으로 실시하는 사시 수술은 비급여 대상이다. 물론 무엇보다 건강한 시력을 위하여 언제든 치료가 필요하지만 사시의 방치로 10세가 넘어가면 건강보험 급여를 받기 어렵고 예후 또한 좋지 않으므로 미리 대비하는 것이 좋다.

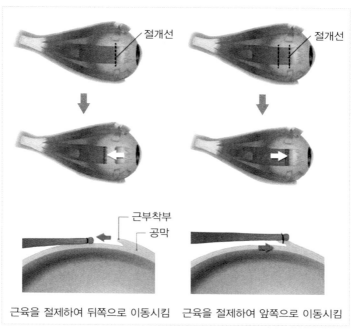

절개선

절개선

근부착부
공막

근육을 절제하여 뒤쪽으로 이동시킴　근육을 절제하여 앞쪽으로 이동시킴

출처: 보건복지부, 대한의학회

　사시 치료의 목적은 눈의 위치를 바르게 하여 양안의 시기능을 회복하고 정상적인 시력을 발달하게 하는 것이다. 비수술적 치료는 굴절 이상을 교정한 프리즘 안경, 약물요법, 가림치료 등으로 할 수 있고 수술적 치료는 눈 상태를 고려하여 눈을 움직이는 근육의 위치를 옮기거나 길이를 조절하여 눈의 위치를 바로잡아 준다.

_ 색은 감각이다

인간은 색을 자세히 구분할 수 있다. 일상생활에서 색을 제대로 인지하고 구분하지 못한다면 이루 말할 수 없이 불편할 것이다. 신호등의 색을 제대로 구별하지 못하면 사고의 위험이 발생할 수 있다. 인간이 인지하고 구분하는 색은 물체가 가진 자체의 색이 아니라 가시광선 스펙트럼의 빛 파장 조합에 의해 만들어지는, 뇌에서 합성된 색이다. 즉 색각은 개개인의 눈과 뇌신경계를 통한 주관적인 감각이다. 그래서 같은 색을 보더라도 사람마다 느끼는 색이 조금씩 다를 수 있다. 개인이 느끼는 색이 정상 범위를 넘어 다른 색각을 가지는 경우 이를 '색각 이상'이라고 한다. 색각 이상은 색을 인지하지 못하거나 다른 색과 구별하지 못하는 것으로 흔히 '색맹' 또는 '색약'이라 한다.

눈의 가장 깊은 곳 망막에는 원추세포(원뿔세포)가 있다. 원추세포는 색상을 감지하며 명암을 감지하는 간상세포(막대세포)와 함께 시각세포로 기능한다.

원추세포는 적색, 녹색, 청색 세 종류가 있는데 색을 배합하여 모든 색을 배합 비율에 따라 인지하는 것이다. 원추세포 중에는 적색 비율이 가장 많기 때문에 사람이 붉은색을 오래 볼 때 가장 많은 피로감을 느끼는 것이다. 색각 이상은 이 원추에 문제가 생겨 발생한다.

색맹은 세 가지 원추세포 중 하나가 없어 특정 색을 식별하지 못하는 것이고 색약은 하나 이상의 원추세포에 이상이 있어 색을 제대로 인지하지 못하는 것이다. 색맹은 명암만 가릴 수 있는데 전부 흑백으로 보이는 전색맹과 특정 색만 볼 수 없는 부분색맹으로 나눈다. 특정 색을 식별하지 못하기 때문에 색약보다 증상이 심하다.

적색의 원추세포가 없으면 적색맹으로 적색과 녹색이 회색으로 보인다. 녹색 원추세포가 없어도 적색과 녹색이 회색으로 보인다. 그래서 적색맹과 녹색맹을 따로 구분하지 않고 적록색맹이라고 한다. 청황색맹은 청색과 황색이 회색으로 보이는데 적록색맹보다 훨씬 드물다.

색약은 원추세포가 제대로 기능하지 않아 일정한 색체만 지각할 수 있다. 색을 구분할 수는 있지만 특정 색을 구분하기는 어렵다. 대부분은 적색약과 녹색약인데 적색약은 적색과 녹색을, 녹색약은 녹색을 구분하지 못한다. 청색약은 매우 드물다. 색약이 있다 해도 일상생활에 큰 불편을 끼치지 않지만 멀리 있는 물건이나 채도가 낮은 색을 구분하는 힘이 약하다.

색각 이상은 99퍼센트 이상 선천적으로 발생한다. 시간이 지나고 나이가 들어도 증상이 나아지거나 나빠지지 않는다. 후천적으로는 당뇨망막병증이나 녹내장, 시신경의 손상, 망막과 맥락막의 염증 등의 질환으로 색각 이상이 나타날 수 있다. 정밀 검사를 통해 원인 질환을 치료하면 호전될 수 있다. 색각 이상은 여성보다 남성의 비율이 훨씬 높은데 색각 이상 유전자가 X염색체를 통해 유전되기 때문이다. 색각 유전자는 열성이며 X유전자가 모두 색각 이상 유전자일 때 색각 이상이 나타난다. 남성은 X유전자가 한 개인데 반해 여성은 X유전자가 두 개이므로 남성에게 색각 이상이 10배 이상 나타난다. 우리나라의 색각 이상 환자는 남성 인구의 5.9퍼센트, 여성 인구의 0.4퍼센트에 분포되어 있다.

색각 이상은 안타깝게도 근본적인 치료 방법이 없다. 색안경이나 콘택트렌즈, 고글 사용으로 색의 구분 능력을 조금 더 뚜렷하게 할 수는 있으나 완치되는 방법은 아니다.

색맹 안경과 콘택트렌즈는 색채 감각을 만들어 증상을 완화하는 데 도움을 준다. 색맹 안경은 사용이 편리하지만 안경 렌즈의 색이 짙고 곁에서 볼 때 적색으로 눈에 띄는 단점이 있

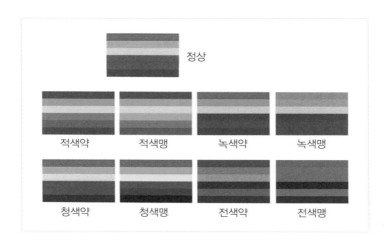

정상

적색약 적색맹 녹색약 녹색맹

청색약 청색맹 전색약 전색맹

다. 색맹 콘택트렌즈도 중심부가 짙은 적색으로 되어 있는데 눈에 밀착하면 적색이 눈에 띄지는 않는다. 콘택트렌즈를 착용했을 때만 교정 효과를 볼 수 있으며 수명은 약 1년이고 금액이 다소 비싼 편이다. 원리는 색수차를 이용하여 색의 분별력을 높인다. 적색 렌즈가 특정 파장의 빛을 걸러내기 때문에 적색과 녹색을 뚜렷하게 구분할 수 있도록 도움을 준다. 서로 다른 색으로 보이게 해주지만 보이지 않는 적색이 보이는 것은 아니다. 아무런 색도 인지할 수 없는 전색맹이라면 이조차도 도움이 되지 않는다.

색각 이상이 심하면 시력도 좋지 않아 일상생활에 지장을 준다. 과거에는 약한 색약이어도 직업 선택에 제한이 있었지만 이런 제한이나 사회적 편견은 점점 사라지고 있다. 색각 이상이 심하지 않으면 일상생활에 불편함을 거의 느끼지 못하므로 색각 검사를 해보기 전까지는 자각증상이 없다. 대부분 선천성 요인이므로 근본적인 치료는 불가하며 필요한 경우 색맹 안경이나 콘택트렌즈를 고려해볼 수 있다.

시력 교정 수술 안과 의사가 안경을 쓰는 이유

_ 라섹 vs. 라식 vs. 스마일라식

시력 교정 수술이란 수술을 통해 근시, 난시, 원시의 시력 이상을 교정하는 방법이다. 수술의 종류로는 레이저를 이용한 교정술과 렌즈 삽입술이 있다. 이 중 라식과 스마일라식, 라섹이 레이저를 이용한 시력 교정 수술이다.

레이저 시력 교정 수술의 원리는 모두 비슷하다. 인간의 각막은 약 +43D의 볼록렌즈 모양으로 되어 있다. 각막의 5개층 중 세 번째에 위치한 가장 두터운 각막실질을 깎아서 굴절력을 조절하는 것이다. 각막실질의 바깥 표면을 감싸고 있는 각막상피를 처리하는 방법에 따라 수술의 이름도 달라진다. 각막실질을 깎아 굴절력을 조절한다는 점에서 각막 두께가 충분한지, 얼마나 깎아내야 하는지 검사를 통해 충분히 고려되어야 한다. 각막이 충분히 두텁다 하더라도 각막 모양이 불규칙

하거나 각막 이상으로 인해 레이저에 의한 실명 위험이 있거나 고도근시여서 각막을 너무 많이 깎아내야 한다면 레이저를 이용한 교정술이 적합하지 않을 수 있다. 다양한 수술 방법이 존재하는 만큼 수술이 어떤 방식으로 진행되는지 반드시 확인해야 한다.

라섹Laser-Assisted Sub-Epithelial Keratectomy은 각막상피를 완전히 벗겨내고 각막실질을 엑시머 레이저로 깎은 후 각막상피가 재생될 때까지 기다리는 수술이다. 재생이 되기까지 시간이 걸리므로 시력 회복의 속도가 더디고 상피를 벗겨냈을 때 통증과 이물감이 있으며 각막혼탁의 가능성이 있다. 각막에 외상을 입혀야 하므로 회복 시에 자외선 차단을 철저히 관리해야 하는 수술이지만 이러한 단점에도 다른 수술에 비해 안구 건조증이 가장 적고 각막실질을 조금만 깎아낸다. 라식처럼 각막절편을 만들지 않아 외부 충격에도 문제가 없으므로 운동선수도 걱정 없이 수술을 진행할 수 있다.

라식Laser-Assisted In Situ Keratomileusis은 라섹의 단점을 보완하여 각막상피의 일부를 남겨 뚜껑처럼 만들어 젖혀 연다. 이후 각막실질을 엑시머 레이저로 깎아 굴절력을 조절한 후 열려 있는 각막상피를 다시 덮는다. 난시가 많은 사람에게 효과가 두드러지며 통증이 거의 없고 시력 회복 또한 빠르다. 반면 충격에 약하기 때문에 열어둔 각막절편이 완전히 붙지 못하고 다시 벌어질 수 있다.

스마일라식Small Incision Lenticule Extraction은 가장 최근에 나온 시력 교정 수술로 일반 라식이나 라섹과는 다르게 펨토세컨 레이저를 이용한다. 펨토 레이저는 라식에서 사용했던 각막절편을 만들지 않고 각막실질 부분만을 절제하여 2mm 정도의 아주 작은 절개 구멍으로 절제된 각막실질 부분만을 빼내는 수술이다. 라섹의 단점인 각막을 많이 깎아내고 통증이 많은 점을 보완하며 라식의 단점인 각막절편으로 인한 각막 벌어짐 현상을 보완한 수술이다. 안전하고 통증이 거의 없다. 또한 안구 건조증이나 각막확장증, 각막혼탁 등의 부작용 발생이 적어 최근에 가장 많이 시행되는 수술이다.

_ 안내렌즈 삽입술

안내렌즈 삽입술(유수정체 인공수정체 삽입술)은 눈 안에 특수 제작된 렌즈를 넣어 굴절력을 교정하는 수술이다. 렌즈를 직접 삽입하기 때문에 근시와 난시를 동시에 교정할 수 있고 시력 교정 범위 또한 넓다. 라식이나 라섹처럼 눈 겉면의 각막을 건드리지 않기 때문에 레이저를 이용한 시력 교정 수술 후 나타나는 빛 번짐이나 안구 건조증, 각막혼탁 등의 부작용이 거의 없어 투명한 각막을 그대로 유지할 수 있다. 그래서 고도근시가 있거나 고도원시, 각막이 얇아 수술이 불가능한 경우에 대안으로 할 수 있는 수술이다. 각막에 질환이 있거나 각막혼탁, 안구 건조증이 심한 경우에는 라식, 라섹 수술을 할 수 없기 때문에 안내렌즈 삽입술이 좋은 결과를 얻게 해준다. 눈이 많이 나쁜 환자에게 추천한다.

가장 큰 장점은 수술 이후 근시, 원시, 난시의 재발이 거의 없고 만일 수술의 예후가 좋지 않거나 눈에 문제가 발생하더라도 눈 안에 삽입한 렌즈를 제거하면 수술 이전의 상태로 돌아갈 수 있다. 다만 수정체가 건강하다는 전제하에 진행하므로 20, 30대의 젊은층에게 적합한 수술이다.

렌즈 삽입술의 과정은 눈을 마취한 뒤 각막 주변부를 최소한으로 절개하여 렌즈를 홍채 앞쪽 또는 홍채와 수정체 사이에 삽입하여 고정한다. 렌즈의 삽입 위치에 따라 홍채를 기준으로 홍채 앞에 들어가면 전방렌즈 삽입술, 뒤에 들어가면 후방렌즈 삽입술이 된다.

전방렌즈 삽입술(알티산, 알티플렉스렌즈)은 렌즈가 각막이나 수정체에 닿지 않아 백내장이나 녹내장 같은 합병증의 위험이 적지만 각막내피세포*의 손상 가능성이 있다. 렌즈를 홍채에 고정시키기 때문에 이탈할 염려가 적고 난시축이 고정되어 난시 교정에 탁월하다.

후방렌즈 삽입술(ICL렌즈 삽입술)은 렌즈 자체의 유연함으로 얇고 부드러워 수술 부위가 작아 회복이 빠르고 홍채 뒤쪽에 위치하기 때문에 각막내피세포가 손상되지 않는다. 전 세계적으로도 가장 많이 사용되며 수술의 역사 또한 오래되었다. 전방렌즈에 비해 합병증이 적고 안전성도 충분히 검증되어 앞으

---

* 각막내피세포는 각막의 5개층 중 가장 안쪽에 위치한 세포로 정육각형으로 촘촘하게 구성되어 있다. 각막 안에 있는 수분을 바깥으로 순환시켜 투명한 각막을 만드는 역할을 한다. 가장 바깥쪽에 위치한 각막상피와는 달리 재생하지 않기 때문에 한번 손상되면 돌이킬 수 없다. 세포가 손상되면 기능이 떨어져 수분을 바깥으로 제대로 내보낼 수 없어 각막의 3번째 층에 위치하고 가장 두터운 부분인 각막실질에 수분량이 높아지고 각막부종, 각막혼탁이 일어난다.
각막내피세포의 수는 2000~3000개가 정상 범위이며 나이가 들수록 점차 감소한다. 콘택트렌즈의 과도한 사용이나 안과 수술로 인해 감소하기도 한다. 세포의 수가 충분하지 않으면 각막부종, 각막혼탁을 유발할 가능성이 있기 때문에 안내렌즈 삽입술이나 백내장 수술을 할 수 없다.

로도 많이 사용될 수술 방법으로 권장된다. 수정체와 렌즈가 가까워 백내장을 유발할 가능성이 상대적으로 높다는 단점이 있었다. 하지만 끊임없는 렌즈의 발전으로 그 비율이 현저히 낮아졌다. 또한 전방렌즈 삽입술처럼 렌즈를 고정하는 방식이 아니기 때문에 렌즈가 돌아갈 수 있어 난시가 있다면 재발할 수 있다. 후방렌즈를 삽입하는 방식이 안전하지만 렌즈가 일부 돌아갈 수 있기 때문에 난시가 있는 경우 각막에 레이저를 이용한 난시교정술을 하고 후방렌즈 삽입술로 근시용 렌즈를 넣는 방법도 있다.

수술 전 철저하고 꼼꼼한 검사가 필수이며 눈 안에서 이루어지는 검사이니만큼 수술 후에는 정상 안압이 유지되고 있는지, 각막내피세포의 변화는 없는지, 기타 합병증의 유무 확인을 위해 정기적으로 안과 검진을 하며 관리해야 한다. 눈에 변화만 없다면 좋은 시력을 유지할 수 있으나 나이가 들어가면서 시력에 변화가 생기는 경우 눈에 맞는 도수의 렌즈로 교체할 수 있다. 사람은 누구나 나이가 들고 누구도 노안으로부터 자유로울 수 없다. 안과 의사가 안경을 착용하는 것은 수술의 안전 문제 때문이 아니라 노안 때문이다. 실제로 시력이 좋지 않은 젊은 의사도 시력 교정 수술을 많이 받고 있다.

노안, 없앨 수는 없지만 늦출 수는 있다

노안Presbyopia은 나이가 들면서 수정체의 투명도와 탄력이 점차 떨어지게 되고 눈의 조절력이 감소하여 가까운 곳을 보기 어려워지는 자연스러운 현상이다. 나이가 들었다고 어느 날 갑자기 찾아오는 것이 아니고 이삼십대에 조금씩 조절력이 떨어지다가 눈과 물체의 근점 거리가 25cm 정도 되면 근거리 작업에 불편을 느끼게 된다. 노안 증상을 호소하는 때는 보통 45세 전후이다. 처음에는 어두운 곳에서 노안 증상을 느끼는 경우가 많다.

노안은 수정체가 딱딱해지고 탄력성이 떨어져서 가까운 곳을 볼 때 두꺼워지지 못하기 때문에 초점이 망막 뒤로 가는 원시와 같은 초점 거리를 갖게 된다. 노안은 조절력이 떨어짐으로써 발생하는 반면 원시는 눈의 짧은 안축장으로 인해 발생한다. 눈이 좋았던 정시 시력을 가진 사람의 경우는 40대부터 노안 증상을 느끼고 원시였던 사람은 정시인 사람보다 비교적 빨리 느끼게 된다. 근시인 사람은 쓰던 안경을 벗거나 도수를 낮추면 근점 거리가 오히려 망막에 가까워져 잘 보이기도 한다. 50대 이후에도 노안은커녕 오히려 갑자기 눈이 잘 보인다며 회춘한 것 같다고 느끼는 것은 젊어서 근시가 있었거나 백내장이 생겨 근시가 발생했기 때문이다. 그래서 근시였던 사람은 정시인 사람에 비해 노안을 다소 늦게 느낄 수 있다. 노안은 노화의 자연스러운 현상이므로 특별히 예방할 수 있는 방법은 없다.

일반적으로 40대 초반부터 60대까지 진행되는데 60대에 이르면 노안 증상은 더 이상 악화되지 않는다. 그 이유는 수정체의 조절력이 거의 남아 있지 않아서다. 처음 노안이 시작될 때는 진행 속도가 느리지만 시간이 지나면서 빨라진다. 돋보기안경 도수를 교체해야 하는 주기가 점점 빨라지는 것이다.

노안의 대표적인 증상을 살펴보자.

- 평소에 보던 근거리 작업에서 글씨나 그림이 잘 보이지 않는다.
- 컨디션이 좋지 않거나 어두운 곳에서 근거리 작업이 어렵다.
- 책이나 스마트폰을 볼 때 멀리 두어야 더 잘 보인다.

- 근거리 작업을 오래 하면 눈이 침침하고 피로해지거나 두통을 느낀다.
- 먼 곳과 가까운 곳을 볼 때 전환이 원활하지 않다.
- 근거리 작업 시 초점이 맞지 않고 흔들려서 보인다.
- 눈앞이 뿌옇게 변해 눈을 자주 비빈다.
- 무언가를 볼 때 눈을 자주 찡그린다.

노안을 피해갈 수는 없지만 늦출 방법은 있다. 근래에는 노안이 시작되는 추세가 조금씩 앞당겨지고 있다. 노안을 앞당기는 나쁜 습관 때문인데 일반적으로 올바른 시력 관리 방법과 크게 다르지 않다. 나쁜 습관의 대표적인 이유는 스마트폰과 컴퓨터의 장기적인 근거리 작업 때문이다. 디지털 기기를 장시간 사용하면 신체가 피로해지듯 눈에도 상당한 피로가 누적된다. 수정체의 두께를 조절하는 모양체근이 경직되며 놀랍게도 30대 후반에도 노안이 올 수 있다. 실제로 코로나 팬데믹 기간을 겪으면서 디지털 기기 사용의 폭증으로 노안이 시작되는 나이가 빨리 찾아왔다는 연구 결과가 있다. 디지털 기기를 사용할 때 틈틈이 눈을 의식적으로 자주 깜박여주고, 6m 이상 먼 곳을 응시하여 눈이 쉴 수 있는 시간을 주어야 한다. 수정체 노화의 원인으로 자외선도 밀접한 관련이 있다. 수정체의 노화는 백내장을 유발하는 원인 중 하나로 강한 자외선이 내리쬐는 낮시간에는 자외선 차단 안경이나 선글라스로 눈을 보호해 주는 것이 좋다.

노안 자체를 없앨 수는 없지만 가까운 곳이 잘 보이지 않는 불편함을 해소할 수 있는 방법으로 안경이나 콘택트렌즈 이용과 노안 수술이 있다.

돋보기안경은 근거리 시력 교정을 위해 노안 교정 방법으로 가장 흔히 사용된다. 노안이 왔을 때 안경을 쓰지 않고 그대로 생활한다고 해서 노안의 진행이 빨라지는 것은 아니지만 자주 찡그리고 억지로 보려고 하는 것 때문에 쉽게 피로해지고 두통이 오는 등 일상생활에 불편을 줄 수 있다.

근거리용 안경은 근거리를 볼 때 초점이 망막 뒤에 맞추어지기 때문에 초점을 망막에 맞추어 선명하게 보는 방법이다. 도수는 근거리 시표에서 0.5~0.6을 편하게 볼 수 있는 정도가 적당하다. 작은 글씨까지 읽을 수 있는 높은 도수는 오히려 눈을 피로하게 한다. 시력 검사는 눈이 가진 굴절력에 일방적으로 도수를 넣는 것보다 가장 많이 바라보는 거리를 기준으로 맞추어야 한다. 예를 들어 컴퓨터 작업을 많이 한다면 독서할

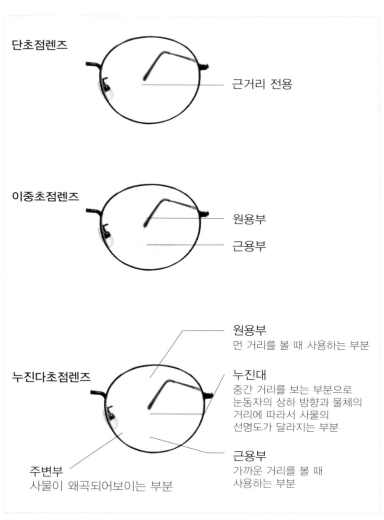

단초점렌즈

근거리 전용

이중초점렌즈

원용부

근용부

누진다초점렌즈

원용부
먼 거리를 볼 때 사용하는 부분

누진대
중간 거리를 보는 부분으로
눈동자의 상하 방향과 물체의
거리에 따라서 사물의
선명도가 달라지는 부분

근용부
가까운 거리를 볼 때
사용하는 부분

주변부
사물이 왜곡되어보이는 부분

노안 교정용 안경의 종류

때 사용하는 근거리용 안경이 맞지 않을 수 있다. 컴퓨터 작업을 할 때와 독서할 때 보는 거리가 다르기 때문이다.

안경으로 사용할 수 있는 렌즈는 단초점렌즈와 이중초점렌즈, 누진다초점렌즈가 있는데 이 중 이중초점렌즈는 원거리와 근거리의 경계가 명확히 구분되지만 미용 효과는 떨어져 이용자 수가 많지 않다.

단초점렌즈는 오로지 근거리를 볼 때만 사용하는 안경으로 멀리 보는 데 문제가 없는 사람은 근거리 작업용 안경 하나면 되지만 기존에 근시나 원시로 안경을 착용했던 사람은 원·근거리 안경을 따로 들고 다녀야 한다.

누진다초점렌즈는 원거리부터 중간거리, 근거리까지 하나의 안경으로 모두 잘 볼 수 있다는 장점이 있다. 렌즈의 설계에 따라 원용부와 근용부를 볼 때 머리 방향과 시선의 위치를 달리해야 하므로 적응 기간이 필요하다. 불편함을 견디지 못하고 적응에 실패하는 경우도 많다. 하나의 렌즈에 여러 도수의 초점이 들어가다 보니 각 초점에 잘 보이는 시야가 좁고 주변부는 상이 흐리게 보이는 단점이 있다.

노안 교정을 위한 또 다른 방법으로는 노안 수술이 있다. 안경은 근거리를 볼 때마다 계속 썼다 벗었다를 반복해야 하므로 번거롭기 때문에 안경 대신 노안 교정 수술로 해결하려는 관심이 증가하고 있다. 수술을 통해 50대에서 60대를 거쳐 70대가 되어도 노안이 심해지지 않고 개선된 원·근거리의 시력이 유지될 수 있다는 것이 큰 장점 중 하나다. 다른 안질환 및 합병증이 원인이 되지 않는다면 수술 효과는 대개 영구적으로 유지된다. 여러 수술 방법이 있지만 수술마다 장단점이 있으며 수술 후에 부작용이나 발생할 수 있는 합병증을 충분히 이해해야 한다. 또한 수술 이후 만족도가 떨어지더라도 다시 되돌릴 수 없기 때문에 신중히 결정해야 한다.

수술의 종류는 크게 두 가지로 나눌 수 있는데 연령과 노안 진행 정도에 따라 노안만을 교정하는 방법이 있고 백내장 수술과 함께 노안을 교정하는 방법이 있다. 둘 중 어떤 수술이 더 좋다고는 할 수 없지만 노안의 정도, 환자의 상태, 생활 환경에 따라 적합한 수술은 달라질 수 있다. 눈 상태에 따라서는 수술이 어려울 수도 있다. 노안 교정에 앞서 녹내장이나 백내장 등 안질환이 있다면 치료를 우선해야 한다.

먼저 노안 라식 수술 또는 각막절제술은 기존의 라식이나 라섹처럼 레이저로 각막을 깎아 노안을 교정한다. 이 수술은 근거리 작업이 많고 백내장이 없으며 노안이 시작되는 40~50

대 환자에게 적합하다. 라식이나 라섹 수술의 경험이 있어도 가능하지만 이런 경우 더욱 철저한 검사가 이루어져야 한다. 눈 상태에 따라 각막이 너무 얇다는 이유로 수술이 불가할 수도 있다. '모노비전'이라는 원리를 사용한다. 오른손잡이와 왼손잡이가 있듯 눈에도 주로 사용하는 '우위안'이 있다. 우위안은 원거리가 잘 보이도록, 다른 쪽 눈은 근거리가 잘 보이도록 교정하여 일종의 짝눈을 만드는 방법이다. 두 눈의 굴절력을 다르게 하는 짝눈을 만들기 때문에 수술 이후에 어지럽거나 불편할 수 있다. 모노비전 수술에 적합한지 확인하기 위하며 수술 전에 양쪽에 다른 굴절력을 가진 안경이나 콘택트렌즈를 착용해보는 '장용 테스트'를 거친다. 안경이나 콘택트렌즈를 일정 기간 착용하고 적응할 수 있는지 확인한다. 테스트 중 적응이 어렵다면 수술 후 적응도 어렵다고 판단하여 진행을 고려한다. 수술을 한 후에도 초반에는 양쪽 시력 차이로 불편할 수 있지만 어느 정도 기간이 지나면 적응할 수 있게 된다. 이 수술은 노안의 근본인 수정체를 건드리지 않기 때문에 시간이 지나면서 노안과 백내장이 계속 진행될 수 있으므로 수술 전에 전문의와 충분히 상담한 후 신중하게 결정해야 한다.

노안의 진행은 수정체가 뿌옇게 되는 백내장의 진행과 직결된다. 노안의 근본적인 원인은 수정체의 경화로 백내장 수술은 혼탁해지고 조절 기능이 떨어진 수정체를 인공수정체로 교체하여 백내장과 노안을 동시에 치료한다. 이 수술을 '인공수정체 삽입술'이라고 하는데 수술 후 몇 시간이 지나면 이물감도 사라지고 시력 회복도 빠른 편이다. 인공수정체는 인간의 수정체처럼 부풀었다 쪼그라들었다 하는 조절 기능을 할 수 없다는 한계가 있다.

수술 시에 교체되는 인공수정체의 종류에는 단초점 인공수정체와 다초점 인공수정체가 있다. 단초점 인공수정체는 초점이 하나만 있기 때문에 특정 초점 거리만 잘 볼 수 있다. 따라서 수술 후에도 근거리를 보기 위해서는 따로 안경을 착용해야 한다. 그렇기 때문에 근거리 작업이 많지 않은 환자에게 적합하다. 다초점 인공수정체는 원거리, 중거리, 근거리의 3중 초점으로 모든 거리를 잘 볼 수 있게 되어 있고 난시도 교정할 수 있으며 수술 후에도 따로 안경을 착용하지 않아도 되는 장점이 있다. 인공수정체 선택은 환자의 생활 습관이나 눈의 상태, 기저질환, 추후 예상되는 안질환의 발병 가능성 등을 종합적으로 고려하여 전문의와 상담 후 이루어진다. 또한 단초점 인공수정체로 수술한 후 다초점 인공수정체로 변경하는 것이 불가능하지는 않지만 손상의 우려가 있으므로 권장하지는 않는다.

우리나라에서는 1980년대에 인공 렌즈가 처음 도입되었는데 현재까지 기능 저하나 염증 반응을 일으키지는 않는다는 것이 검증되었다. 눈 안에서 변질되거나 마모되는 부작용에 대해서는 걱정할 염려가 없기 때문에 인공수정체의 수명은 영구적이라고 볼 수 있다.

대비 감도의 감소로 인한 시력의 질이 떨어지거나 빛 번짐, 안구 건조증 등의 부작용이 있을 수 있다. 노안과 백내장의 진행이 많은 경우와 원시로 인한 안경 착용자들의 만족도가 높다. 그만큼 기술은 빠르게 발전하고 있다. 어떤 수술도 절대 우위에 있다고 말할 수 없고 한번 진행한 수술은 다시 되돌리기 어려우므로 전문의와 상담 후 신중히 결정해야 한다. 안경, 콘택트렌즈, 수술과 더불어 노안을 해결하기 위한 안약도 개발이 되고 있다.

시력 자가진단

시력 자가진단은 어디까지나 참고용으로만 활용하고 테스트 결과에 따라 의심되는 점이 있다면 반드시 전문의 또는 안경사와 상담하도록 한다.

_ 망막검사 – 암슬러격자

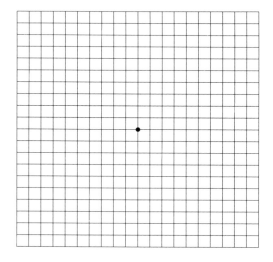

암슬러 격자표를 이용하여 황반변성 자가 진단을 해볼 수 있다.

테스트 방법

1. 쓰던 안경이나 콘택트렌즈를 착용하고 조명을 밝게 한다. 노안으로 쓰던 돋보기안경이 있다면 착용한다.
2. 한쪽 눈을 가리고 격자표와 약 33cm 거리에서 중심부의 점을 바라본다.
3. 반대편의 눈을 가리고 같은 거리에서 중심부의 점을 바라본다.

테스트결과

다음과 같은 증상이 있다면 황반변성 정밀 진단을 받아야 한다.

중심부의 점 주위의 선이 흐려보이거나 왜곡돼 보인다. 네모 칸의 크기가 달라보이거나 찌그러져 보인다. 구멍이 있는 듯 뚫려 보이거나 어둡고 큰 암점이 보인다. 중심부의 점을 바라본 상태에서 네 모서리 중 보이지 않는 모서리가 있다.

_ 난시검사 – 방사선 시표

난시의 유무를 대략적으로 확인할 수 있는 자가 테스트 방법이다.

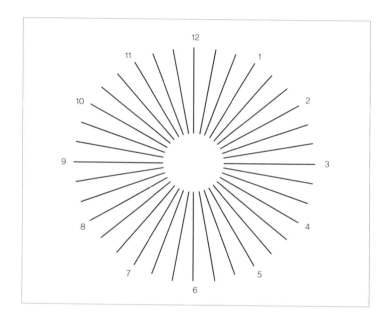

테스트 방법

1. 한쪽 눈을 가리고 약 50cm 거리에서 위 방사선 시표의 중심을 바라본다.

2. 반대쪽 눈을 가리고 약 50cm 거리에서 위 방사선 시표의 중심을 바라본다.

테스트 결과

모든 선이 일정하지 않고 특별히 선명하고 짙어보이는 선이 있으면 난시의 가능성이 높다.

_ 부정난시검사 – 플라시도 각막계

부정난시는 일반적인 난시와 다르게 난시의 규칙이 없어 눈의 각 방향마다 각기 다른 굴절력을 갖는다. 보통 과거에 안질환이 있었거나 현재 안질환이 있는 사람에게 나타나는데 각막의 표면이 불규칙한 것이 원인이다. 일반 안경으로 교정이 어렵기 때문에 일상생활에 불편이 많다. 부정난시라면 하드 콘택트렌즈 착용이나 각막이식 등의 수술로 교정해야 한다.

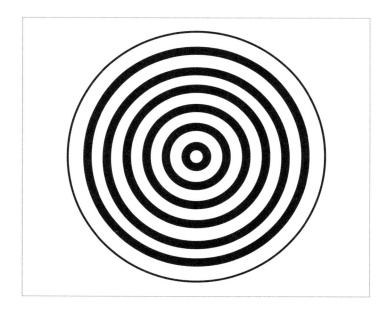

테스트 방법

1. 한쪽 눈을 가리고 약 50cm 거리에서 원의 중심을 바라본다.

2. 반대쪽 눈을 가리고 약 50cm 거리에서 원의 중심을 바라본다.

테스트 결과

정상이라면 지름이 동일한 둥근 원으로 보인다.

부정난시가 있다면 굴곡이 있거나 찌그러져 보인다. 원이 타원으로 보인다면 정난시다.

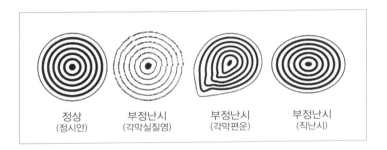

_원시, 근시 검사(적록검사)

눈의 색수차를 이용한 검사로 나안(맨눈) 상태에서 근시와 원
시를 알아볼 수 있고 안경이나 콘택트렌즈를 착용한 상태로
검사하여 저교정 혹은 과교정 되었는지 알 수 있다. 눈의 조절
이 얼마나 개입하느냐와 주변 조도에 따라서 결괏값이 달라질
수 있으므로 대략적인 결과만 확인할 수 있다. 색에 관계없이
검은 시표의 선명도만 확인한다.

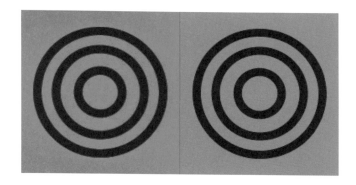

테스트 방법

1. 안경, 콘택트렌즈를 착용하지 않은 상태로 한쪽 눈을 가리고 약 50cm 떨어져 검은색 시표의 선명도를 확인한다.

2. 안경, 콘택트렌즈를 착용하지 않은 상태로 반대쪽 눈을 가리고 약 50cm 떨어져 검은색 시표의 선명도를 확인한다.

3. 안경, 콘택트렌즈를 착용한 상태로 한쪽 눈을 가리고 약 50cm 떨어져 검은색 시표의 선명도를 확인한다.

4. 안경, 콘택트렌즈를 착용한 상태로 반대쪽 눈을 가리고 약 50cm 떨어져 검은색 시표의 선명도를 확인한다.

테스트 결과

맨눈으로 빨간색 바탕의 검은 시표가 선명하게 보인다면 근시이다. 안경을 착용했다면 근시의 경우 저교정이고 원시는 과교정으로 예상할 수 있다.

맨눈으로 초록색 바탕의 검은 시표가 선명하게 보인다면 원시이다. 안경을 착용했다면 원시의 경우 저교정이고 근시는 과교정으로 예상할 수 있다.

맨눈으로 양쪽 시표의 선명도가 비슷하다면 정시이고 안경을 착용했다면 적절히 교정된 것으로 본다.

_ 우위안검사

오른손잡이 왼손잡이가 있는 것처럼 눈에도 오른쪽 눈과 왼쪽 눈 중 주로 쓰는 우위안이 있다. 두 눈을 이용해 물체를 볼 때도 우위안이 더 많이 사용되고 중심적인 시야를 담당한다. 사람에 따라 우위안의 의존도가 다르지만 주로 사용하는 눈인 우위안을 주로 쓰기 때문에 양쪽 눈의 시력이 다른 경우 비우위안의 시력이 조금 더 좋은 경우가 많다. 우위안 검사는 시력검사 말미에 양쪽 눈의 균형을 맞추기 위해 실시된다.

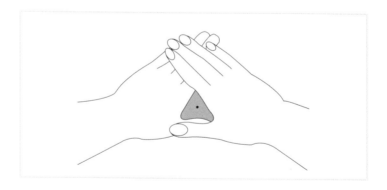

테스트 방법

1. 정면에 보이는 물체나 글자를 하나 선택한다.

2. 양쪽 눈을 모두 뜨고 두 손을 모아 그림처럼 삼각형을 만들어 쭉 뻗는다.

3. 선택한 물체나 글자가 삼각형 안으로 들어가도록 한다.

4. 오른쪽 눈과 왼쪽 눈을 번갈아 감아본다.

테스트 결과

양쪽 눈을 번갈아 감았을 때 선택한 물체나 글자가 보이는 눈이 우위안이다.

_ 사시, 사위검사

사시 또는 사위는 휴대전화의 카메라로 확인할 수 있다.

테스트 방법

1. 휴대전화로 셀프카메라 모드로 놓고 양쪽 눈은 카메라를 주시한다.

2. 한쪽 눈씩 손으로 가렸다가 떼본다.

테스트 결과

1. 한쪽 눈을 가렸을 때 가리지 않은 눈에 상하좌우로 움직임이 있다면 사시가 있다.

2. 한쪽 눈을 가렸다 뗐을 때 가리지 않은 눈은 제자리에 있는데, 가렸던 눈이 상하좌우에 있다가 정상 위치로 되돌아온다고 하면 사위가 있다.

3. 가린 눈도, 가리지 않은 눈도 움직임이 없으면 사시 또는 사위가 없는 정위의 상태이다.

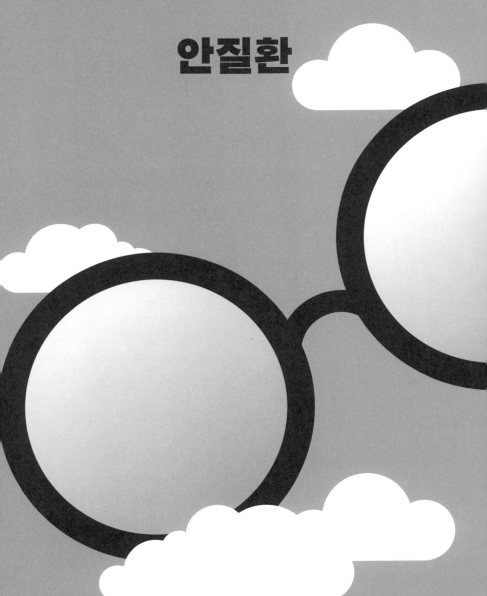

4장

안질환

어린이

_ 잦은 눈 깜박임과 틱장애

아이가 눈을 자주 깜박이고 정도가 점점 심해지면 혹시 정신적으로 문제가 있거나 틱장애의 초기 증세는 아닐까 걱정을 하게 된다. 겉으로 볼 때는 불편하거나 아픈 것 같지 않은데 아직은 표현이 서툴기 때문에 더 심각하게 여긴다. 틱장애는 특별한 이유 없이 갑작스럽고 빠르게 불수의적, 반복적, 비율동적으로 나타나는 움직임이나 소리를 말한다. 눈 깜박임이나 얼굴 찡그림, 머리 흔들기, 다리 떨기와 같은 근육 틱Motor tic으로 나타나기도 하고 기침 소리를 내거나 욕설을 하는 등 음성 틱Vocal tic으로 나타나기도 한다. 증상의 양상 및 지속 기간에 따라 일과성 틱장애Transient tic disorder, 만성 틱장애Chronic tic disorder, 투렛 장애Tourette's disorder로 분류한다.

틱장애는 주로 5~10세에 발병률이 높기 때문에 이보다 어리다면 다른 원인일 가능성이 크다. 아이 10~20퍼센트에서 발견될 정도로 많고 여자 아이보다 남자 아이한테 더 흔하게 나타난다. 청소년기로 접어드는 초등학교 고학년에서 중학생이 되면 틱장애는 점차 완화되거나 사라진다. 스트레스를 받으면 증상이 심해지기 때문에 부모나 주변의 도움이 필요하다. 틱장애에 대한 이해 부족으로 증상을 가진 아이에게 나쁜 버릇이 있는 것으로 오인할 수 있다. 어린이집이나 학교에 다닌다면 교사와 학급 친구들이 함부로 말하거나 대하지 않도록 주의와 배려가 필요하다.

눈 깜박임의 원인은 다양하다. 틱장애로 진단받는 경우는 눈 깜박임 증세로 안과에 오는 전체 환자의 1퍼센트가 되지 않으니 미리 단정지을 필요는 없다. 틱장애는 1년 이상 과잉행동이나 강박증상을 동반한 비정상적인 행동이 반복될 때 진단을 내린다. 일시적인 틱은 대부분 저절로 사라지지만 일부는 투렛 증후군이나 만성 틱장애로 이어질 수 있기 때문에 늦지 않게 소아 정신과나 안과에 방문하는 것이 중요하다.

소아 눈 깜박임의 가장 많은 원인은 알러지다. 눈꺼풀 주변에 생기는 결막은 표면이 매끄러운데 알러지는 결막의 표면을 오돌토돌하게 만들어 눈에 가려움증과 이물감을 유발한다. 눈이 간지럽기 때문에 눈을 세게 감았다 뜨는 것이다. 알러지성 눈 깜박임은 약을 복용하거나 안약 점안으로 대부분의 증상을 완화할 수 있다. 아토피 피부염이나 알러지성 비염을 동반하는 경우 눈의 증상도 쉽게 낫지 않고 장기간 관리가 필요하기 때문에 조기 진단이 중요하다. 알러지가 심하거나 방치되면 눈 주변이 건조하고 발적이 나타나며 가려워서 자꾸 비비는 습관이 남는다. 이 습관으로 눈 아래 피부에 주름이 생길 수 있는데 이를 데니모건주름Dennie–Morgan line이라고 한다. 이 주름은 눈 주위에 어두운 피부를 만들고 눈꺼풀의 습진성 병변과 연관성을 보인다. 발생기전이 정확히 밝혀지지 않았지만 환자가 눈이 가려워 자주 긁거나 비벼서 생기는 증상으로 보고되고 있다. 데니모건주름은 양상에 따라 알러지 약이나 눈꺼풀 성형수술, 레이저 요법으로 치료할 수 있다.

속눈썹 찔림도 눈 깜박임의 원인이 된다. 속눈썹 찔림은 속눈썹이 눈쪽으로 말려 지속적으로 눈을 찌르기 때문에 각막 표면에 상처를 낸다. 이 상처로 인해 잦은 눈물 흘림, 눈 깜박임, 눈부심을 유발한다. 결막염, 각막염 등의 안질환에도 노출될 수 있고 시력 발달에도 영향을 미친다. 각막 표면은 매우 예민하기 때문에 작은 이물감이나 상처로도 큰 불편감을 느끼게 된다. 아이가 눈을 다치거나 눈 안에 이물질이 들어갔는지 확인해야 한다. 눈 안에는 구석구석 작은 이물질이 들어갈 만한 공간이 있어서 눈꺼풀을 뒤집어 보아도 잘 보이지 않을 수 있다. 증상에 대해 표현이 서툰 아이들은 불편감으로 눈 깜박임을 반복할 수 있기 때문에 세심한 관찰이 필요하다. 속눈썹 찔림은 아이가 성장하면서 대부분은 자연스럽게 호전되지만 눈을 찌르는 속눈썹을 제거하고 염증 치료를 해주어야 한다. 심한 경우에는 수술로 치료해야 한다.

소아기에는 시력 발달이 지속적으로 이루어진다. 이 과정에서 근시, 원시, 난시 등 굴절 이상이 생길 수 있는데 무의식적으로 선명하지 않은 상을 보기 위해 눈을 찡그리거나 깜박일 수 있다. 눈에 굴절 이상이 있다면 안경이나 콘택트렌즈로 교정하면 대부분 해결된다.

소아 눈 깜박임의 마지막 원인으로는 안구 건조증이 있다. 20~30대나 되어야 생길 것 같은 안구 건조증은 어릴 때부터 스마트 기기에 과도하게 노출되어 발생할 수 있다. 눈은 1분에 15~20회 정도 깜박이는 것이 보통이다. 책이나 스마트 기기에 집중하는 아이들을 잘 관찰해보면 눈 깜박임의 횟수가 정상 횟수보다 현저하게 적다. 눈을 깜박거리지 않으면 눈 표면의 눈물이 마르기 때문에 이물감에 눈을 자꾸 비비거나 깜박이게 된다. 심하면 눈이 충혈되거나 노란 눈곱이 끼기도 한다. 스마트 기기는 시간을 제한해서 사용하게 하고 실내 온도와 습도를 적정하게 유지하는 생활 습관을 만들어 주는 것이 좋다. 생활 환경과 습관을 바꾸어도 건조감을 느낀다면 인공 눈물을 넣어 준다.

_ 속눈썹 찔림

속눈썹은 윗 눈꺼풀에 약 100개, 아래 눈꺼풀에 70개 정도가 난다. 하늘을 향한 가늘고 긴 속눈썹은 매력적일 뿐 아니라 기능적으로는 이물질로부터 눈을 보호하는 역할을 한다.

속눈썹이 눈을 찌르는 현상은 형태가 다양한 만큼 원인에 따라 여러 방법으로 해결할 수 있다. 하지만 성장하면서 자연적으로 없어지지 않을뿐더러 눈꺼풀의 구조 이상 문제로 발생했다면 결국 수술로 치료해야 한다.

속눈썹증Trichiasis(첩모난생)은 대개 후천적으로 생기는데 모낭의 이상 방향으로 속눈썹이 바깥쪽이 아닌 눈쪽으로 자라나 각막과 결막에 상처를 준다. 속눈썹의 배열이 불규칙적이

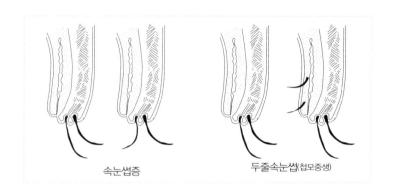

속눈썹증   두줄속눈썹(첩모중생)

고 각막에 닿을 정도로 비정상적으로 길게 자란다. 상처로 인한 눈물 흘림, 눈부심과 이물감 등의 불편감이 생기고 2차 세균 감염의 위험이 있다. 충혈이나 각막염을 일으킬 수 있는 위험이 있다. 눈쪽으로 난 속눈썹을 뽑으면 치유되지만 다시 자라는 속눈썹은 같은 방향인 눈쪽으로 향하기 때문에 일시적인 효과만 있다.

두줄속눈썹Distichiasis(첩모중생)은 눈꺼풀에 있는 마이봄샘 구멍에서 나오는 비정상적인 속눈썹을 말하는데 선천적이면 속눈썹증과 구분이 어렵고 후천적이면 속눈썹의 길이나 수가 다양하게 나타난다. 피부에 자라나는 정상적인 속눈썹이 한 줄 있고, 마이봄샘에서 자라나는 속눈썹이 또 한 줄 있다고 하여 두줄속눈썹이라고 한다.

속눈썹증과 두줄속눈썹의 치료 방법은 동일하다. 일시적으로는 눈쪽으로 난 속눈썹을 뽑아도 되지만 다시 자라는 속눈썹으로 인해 한 달 안에 무조건 재발한다. 눈썹이 각막과 결막에 닿아 간지럽기 때문에 눈을 비비게 되는데 각막에 자극을 주면 눈꺼풀이 수축하고 난시가 생길 수 있다. 특히 소아 환자의 각막은 성인보다 유연해 외부 압력에 의한 각막 변형이 더 쉽게 된다. 한 번 생긴 난시는 되돌릴 수 없으므로 처음부터 예방하고 올바른 치료를 해야 한다. 눈쪽으로 나가거나 눈에 닿는 속눈썹이 있다면 안과에 방문하여 뽑는 것이 바람직하다. 속눈썹을 직접 뽑으면 세균 감염의 위험도 있고 뽑다가 중간에 끊어지면 날카로운 부분이 각막에 더 큰 손상을 주므로 매우 위험하다. 다시 자라나는 속눈썹은 각막을 괴롭히기 때문에 잠시 증상 완화를 위한 수단으로만 사용하고 결국 다른 치료법을 선택해야 한다. 따라서 처음부터 상담을 통해 적절한 치료를 받는 것이 좋다. 다른 수술 치료를 선택했다면 속눈썹의 위치 확인을 위해 적어도 수술 2주 전에는 뽑으면 안 된다.

4세 이하의 소아는 바로 수술을 하지 않고 안약으로 치료하며 경과를 지켜보는 경우가 많다. 성장기에 자연스럽게 좋아지기도 하는데 증상이 심하면 수술해야 한다.

속눈썹증과 두줄속눈썹의 치료에는 제거할 속눈썹의 개수와 위치에 따라 냉동요법, 전기분해술 또는 레이저 광응고술이 있고 외과적 수술 치료가 있다.

덧눈꺼풀Epiblepharon(부안검)은 대부분 선천적으로 발생한다. 속눈썹 주변의 피부와 눈둘레근이 눈꺼풀테 위로 겹쳐 속눈썹이 눈 안쪽으로 파고들어 눈에 염증과 상처를 일으키는 질환이다. 동양인에게 흔히 발생하고 양쪽 눈의 아래 눈꺼풀에 많이 생긴다. 성장기에 눈 주위 살이 빠지면서 자연스럽게 좋아지지만 아동기까지 증상이 지속되면 결국 수술로 치료해야 한다. 수술은 덧눈꺼풀이 있는 부위의 과도한 피부와 근육을 제거한다. 수술 후에는 흉터가 거의 없고 눈이 커 보인다.

덧눈꺼풀이 발생하면 불편감으로 눈을 자주 비비고 야외에서 눈부심을 호소한다. 또한 눈물흘림과 눈곱이 자주 발생할 수 있다. 속눈썹이 눈에 닿기 때문에 각막이 손상되면 각막혼탁이 남아 시력 저하가 올 수 있으니 꾸준한 진료가 필요하다.

_ 눈꺼풀처짐

눈꺼풀처짐증(안검하수)이 있으면 윗 눈꺼풀이 처져 눈꺼풀의

틈새가 작아지면서 시야를 가린다. 눈을 뜨게 하는 근육이나 신경이 손상되어 눈꺼풀이 비정상적으로 처지는데 눈이 졸려보이고 턱을 들어서 보아야 하거나 눈의 일부가 가려지므로 시야가 답답할 수 있다. 선천성 눈꺼풀처짐은 태어날 때부터 눈꺼풀올림근의 힘이 약해 근육 발달 이상으로 한쪽 눈이나 양쪽 눈에 다 나타날 수 있다. 동공의 일부를 가리면서 사시나 난시가 동반될 수 있다. 눈꺼풀처짐이 있을 때는 시력 검사 및 약시에 대한 검사와 치료가 필수다. 한쪽 눈에만 있으면 약시가 생기기 쉽다. 눈꺼풀처짐은 어릴 때라도 약시가 생기기 전에 수술로 치료해 주는 것이 좋다. 정도와 약시의 유무를 따져 수술 시기를 결정하는데 통상 3~5세 이후에 하는 것이 마취로 인한 위험도 높지 않고 적절하다고 판단한다. 수술은 눈꺼풀올림근절제술과 이마근(전두근)걸기술이 있는데 눈꺼풀을 들어올리는 근육 기능이 어느 정도인지 고려하여 환자에게 맞는 방법으로 한다. 눈꺼풀올림근절제술은 근육 기능이 남아 있을 때 시행한다. 올림근의 길이를 단축시키고 근육의 힘을 강화시켜 생리학적 기능 복구를 목표로 눈을 더 크게 뜰 수 있게 하는 수술이다. 이마근걸기법은 눈꺼풀을 들어올리는 근육 기능이 매우 약한 환자에게 적용한다. 위쪽 눈꺼풀과 이마 근육을 실리콘 줄이나 봉합사를 이용하여 눈꺼풀을 잡아올려 눈을 크게 뜰 수 있게 하는 수술이다.

선천성 눈꺼풀처짐은 수술 결과를 예측하기 쉽지 않다. 수술 후에 눈꺼풀의 위치가 정확하더라도 시간이 지나면서 재발하기도 하여 재수술이 필요할 수 있다.

후천성으로 나타나는 눈꺼풀처짐은 주로 성인기에 발생하는데 윗눈꺼풀올림근의 건막tendon이 외상이나 노화로 인해 약화되어 발생한다. 눈꺼풀처짐으로 시야의 일부가 가려져 자꾸 눈을 치켜뜨는 행위를 반복하며 금방 피로를 느끼게 된다. 이 습관으로 인해 이마에 주름이 생기기도 한다.

눈꺼풀처짐 특징

- 거울을 정면으로 바라보았을 때 위쪽 눈꺼풀이 검은 눈동자의 3분의 1 이상을 가린다.
- 눈을 자주 치켜뜨는 습관 때문에 이마 주름이 생겼다.
- 눈이 졸려 보인다는 말을 자주 듣는다.
- 양쪽 눈의 크기가 다르거나 한쪽 눈이 늦게 떠지는 것이 느껴진다.
- 정면을 볼 때 턱을 들어서 보는 버릇이 있다.

- 눈을 뜰 때 눈썹을 치켜뜬다.
- 노화로 인해 눈꺼풀처짐 후 짓무름이 생긴다.

수술은 선천성 눈꺼풀처짐과 같은 방법으로 진행된다. 마취 후 1시간가량 수술이 진행되고 일주일 뒤에는 실밥을 제거하고 다시 일주일의 회복기를 갖는다. 수술 후에 눈이 수술 전보다 크게 떠지기 때문에 어느 정도의 기간은 인공 눈물과 안약, 연고 등으로 각막을 보호해야 한다. 시간이 지나면서 점차 불편감이 감소한다.

나이가 들면 노화로 인해 눈꺼풀 피부가 늘어지고 눈 주위에는 주름이 생기는데 눈꺼풀처짐과는 다르다. 비슷해 보이지만 늘어진 눈꺼풀 피부를 잡아보면 눈꺼풀이 제자리에 있다. 처진 눈꺼풀이 동공을 가리면 시력 장애가 올 수 있다. 눈꺼풀 피부 늘어짐은 신경이나 근육에는 전혀 이상이 없고 단순히 피부가 늘어진 것으로 시력 장애나 미용상에 문제가 있다면 늘어진 피부만 수술로 제거하여 간단히 해결할 수 있다.

_ 백내장

백내장은 수정체를 구성하는 조직이 노화와 함께 변하며 생기는 것이 보통이지만 전 연령에 걸쳐 나타날 수 있다. 젊은 사람에게는 거의 없지만 외상이나 강한 자외선, 당뇨병증이나 호르몬 질환 같은 전신성 질환에 의해서 백내장이 생기기도 한다. 선천성이라 함은 출생 전 또는 아기가 태어난 후 1년 안에 발생하는 것을 의미한다. 선천성 백내장은 한쪽 눈이나 양쪽 눈에 수정체의 혼탁으로 흐릿함이 나타날 수 있다. 신생아 1만 명 중 0.6~6명꼴로 발병한다.

백내장이 있으면 동공 내에 흰 점이 있거나 동공 전체가 필름으로 덮인 것처럼 뿌옇게 보일 수 있다. 동공이 까맣지 않고 흰색이나 회색으로 보이는 등 형태나 혼탁의 정도가 다양하게 보인다. 혼탁의 정도가 다르다는 것은 백내장의 정도도 다르다는 뜻이다. 시력이나 치료 과정, 치료 후 예후에 미치는 영향도 다양하다. 백내장이 경증이거나 시력에 지장이 없다면 수술이 필요하지 않을 수도 있다. 시력이 발달해야 하는 가장 중요한 시기에 백내장이 있으므로 조기에 치료를 받지 않으면 백내장 수술이 잘 되어도 약시 등의 시력 저하가 올 수 있고 수술을 해도 성인에 비해 합병증의 비율이 높다.

선천성 백내장의 증상

- 백내장이 양쪽에 있는 경우 영아는 주변시를 거의 못 느끼는 듯 보인다.
- 동공이 검은색이 아닌 흰색 또는 회색으로 혼탁하다.
- 안구의 움직임이 비정상적으로 빠르다(안진).
- 사시 또는 눈의 찡그림이 있다.
- 눈부심이 심하고 시선을 잘 맞추지 못한다.
- 이동하는 물체를 잘 따라 보지 못한다.
- 눈을 자꾸 비비거나 깜박거린다.

이러한 증상은 일시적으로도 나타날 수 있으므로 몇 가지 증상만으로 무조건 선천성 백내장을 의심해야 하는 것은 아니다. 다른 안과 질환에서도 흔히 나타나는 증상이므로 반복될 경우 안과 검사를 받아볼 필요는 있다.

선천성 백내장의 발생 원인으로는 유전, 다운증후군 등 염색체 이상, 당뇨병, 염증, 대사 문제, 약물 반응 등으로 발생할 수 있다고 알려져 있다. 엄마가 임신 3개월쯤 풍진(루벨라 바이

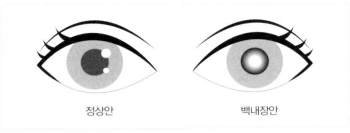

정상안   백내장안

선천성 백내장

러스가 호흡기를 통해 전파되는 전염성이 높은 감염성 질환)에 감염되었을 때 신생아의 양쪽 눈에 생기는 백내장과 갈락토스(탄수화물의 일종)의 대사에 필요한 효소가 선천적으로 결핍된 신생아에서 발생하는 갈락토세미아 백내장이 있다.

아이가 어려서 의사표시가 되지 않아 백내장 진단이 늦어질 수 있기 때문에 조기에 발견하여 빠르게 수술하는 것이 중요하다. 한쪽은 정상 시력이고 다른 한쪽이 백내장일 때 늦은 발견으로 이미 약시가 심해져 수술로도 시력이 충분히 회복되지 않을 수 있다. 수술 후에는 약물치료와 안경이나 콘택트렌즈를 착용하여 약시가 발생하지 않도록 예방해야 한다.

_ 선천성 녹내장

선천성 녹내장Congenital Glaucoma은 신생아 1만 명 중 약 한 명 발병할 정도로 드문 질환이다. 조기에 치료되지 않으면 각막 혼탁과 시신경 손상이 발생하여 유아기에 실명할 수 있는 매우 무서운 질병이다. 대개는 3세 이전에 발생하는데 원인으로는 유전적 영향이 높다고 알려져 있다. 눈 안쪽의 각막과 홍채 사이에 전방이 존재하는데 전방에는 눈 안쪽 세포들의 영양을 공급하는 '방수'라는 투명한 액체로 가득 차 있다. 선천성 녹내장은 눈의 발달이 잘 되지 않아 선천적 결손으로 안압이 상승하게 된다. 방수가 정상적으로 흘러나오지 못하기 때문에 안압이 상승하여 시신경 손상을 초래한다. 시신경은 망막과 뇌를 연결하는 백만 개 이상의 신경 섬유로 구성되어 있는데 좋은 시력을 갖기 위해서는 시신경이 건강해야 한다. 녹내장은 시신경에 손상을 일으키고 그로 인해 시야가 줄고 치료하지 않으면 완전한 실명에 이를 수 있다. 주로 성인에게 발생하지만 선천성 녹내장은 출생 후부터 3세 사이에 나타나기 때문에 처음에는 징후가 없을 수도 있다. 진료를 보면 보통 생후 3~6개월에 발견한다. 유난히 눈부심이 심하고 눈물이 많으며 주

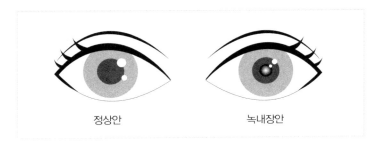

정상안   녹내장안

로 눈을 감고 있다면 선천성 녹내장의 전형적인 증상인데 눈
에 문제가 있다고 의심되는 것은 주로 각막 부종으로 인한 각
막혼탁이다.

선천성 녹내장이 진행되면 실명할 수도 있기 때문에 발견
즉시 치료해야 하는데 성인과 달리 치료에 협조가 순탄치 않
아 병의 진단이 쉽지 않다. 성인의 녹내장은 보통 국소 약물로
먼저 치료하는데 선천성 녹내장은 일시적인 약물치료보다는
대부분 수술로 치료한다. 각막의 상태나 질병의 중증도, 전문
의의 선택과 경험에 따라 수술 방법은 달라진다.

수술이 잘 되어 안압을 낮추어도 지속적인 관리가 필수다.
시력이 완성되는 5~6세 이전에 수술한 눈의 관리가 되지 않
으면 눈이 발달하는 성장기여도 정상 시력을 찾기 어렵다. 이
시기에 시력을 잃지 않도록 정기적인 검진으로 각막 상태를

관찰하고 안압의 상승 여부를 확인하여 지속적으로 관리해야
한다.

_ 눈물흘림증

눈물흘림증Epiphora(유루증)은 원인에 따라 전 연령에 걸쳐 나타
날 수 있다. 신생아부터 돌 이전의 아기가 울지 않는데도 눈곱
이 끼고 눈물이 넘칠 듯 고이는 경우가 있다. 눈물이 흐르는 구
조를 보면 눈물샘에서 눈물이 분비되어 눈물점을 통과해 눈물
소관이라는 작은 길을 지나 눈물주머니를 이루고 눈물길인 코
눈물관을 통해 코로 빠져나가게 된다.

코눈물관은 출생 전까지는 막혀있다가 출생 시에 뚫리며
눈물이 흘러가도록 되어 있는데 막힌 채로 태어나는 아이가
있다. 코눈물관이 막혀 눈물이 안으로 흐르지 못하고 바깥으
로 역류하는 것이다. 이 증상을 '선천눈물관폐쇄'라고 하는데
전체 출생아의 20퍼센트에 이를 정도로 흔한 질환이다. 한 달
가까이 눈곱이 끼거나 아래쪽 속눈썹이 눈에 붙어 눈물이 고
인다면 선천눈물관폐쇄를 의심할 수 있다. 이외에도 속눈썹찔
림이나 각막염, 결막염 등 염증에 의해 눈물이 날 수 있다. 선

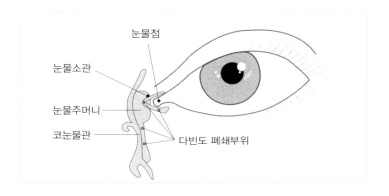

눈물점
눈물소관
눈물주머니
코눈물관
다빈도 폐쇄부위

천눈물관폐쇄는 증상이 발견되어도 즉시 치료를 요하지는 않는다. 대개 출생 후 2~4개월이면 자연적으로 뚫리고 늦어도 1년이면 대부분 좋아지기 때문에 경과를 지켜보거나 적당한 마사지를 하며 기다린다.

코눈물관을 마사지를 할 때는 손을 깨끗이 씻고 손끝에 연고를 발라 코의 윗부분부터 아래쪽까지 밀어낸다. 하루 한 번 10회 정도 하되 자기 전에 한다. 생각보다 꾹 눌러야 하는데 눈물주머니의 눈물이 코눈물관을 따라갈 수 있도록 압박하여 수압으로 막힌 곳을 뚫는 방법이다.

눈곱이 너무 많이 낀다면 안약을 처방받아 사용해야 한다. 대부분은 1년 안에 좋아지지만 1년이 지나도 코눈물관이 뚫리지 않고 눈물흘림이 지속된다면 다른 염증이나 눈물길이 막

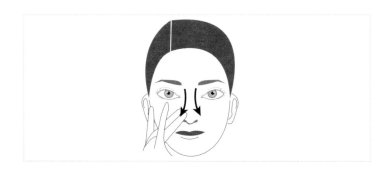

혀있는지 확인 후 '코눈물관탐침술'을 시행하여 뚫어줄 수 있다. 염증이 심하면 1년 이내에도 시술할 수 있다. 코눈물관탐침술은 얇은 탐침을 코눈물관에 넣어 가장 아래쪽에 위치한 막힌 부분을 뚫어주는 간단한 시술이다. 시술 이후에는 2~3일 정도 코피가 나거나 눈물에 피가 섞여 나올 수 있다. 90퍼센트 이상은 호전되지만 재수술로도 호전되지 않는다면 전신마취를 하고 코눈물관에 실리콘 튜브를 넣어 3~6개월간 유지한 뒤 제거하는 수술을 한다.

_ 유행성 각결막염과 급성출혈성 결막염

여름철 물놀이를 다녀온 후 아이의 눈이 충혈되고 이물감이나 눈부심, 통증으로 힘들어할 때가 있다. 대표적인 질병으로 유행성 각결막염과 아폴로눈병이라는 급성출혈성 결막염이 있다. 눈병 발병 바이러스는 고온다습한 환경에서 쉽게 번식하기 때문에 봄철부터 결막염 환자가 증가하여 휴가철인 8월에 가장 많이 유행한다.

유행성 각결막염Epidemic Keratoconjunctivitis은 아데노바이러스에 의해 결막에 생긴 염증성 질환으로 전염성이 높은 바이러스성 결막염이다. '각결막염'은 바이러스가 각막과 결막에 모두 침범하여 붙은 이름이다. 0~6세 사이의 아동에게 가장 많이 나타나고 7~19세, 20세 이상 순으로 나타나는데 매년 증가하는 추세다. 물놀이를 다녀오고 5~12일 정도의 잠복기 이후에 나타나며 증상도 2~3주로 오래 지속된다. 약간의 눈 통증과 함께 이물감이 느껴지고 진득한 눈곱과 눈물 흘림, 눈부심 등의 자각증상이 있다. 겉으로는 눈에 충혈, 눈 부음, 결막부종(검은동자 주위의 흰부분인 구결막이 부풀어 오르는 것) 등이 보일 수 있다. 감기의 원인인 아데노바이러스에 의해 발병하기 때문에 눈병과 고열, 설사, 인후통 등 전신 질환이 동반될 수 있다. 아데노바이러스는 아직 특별한 백신이나 치료 방법이 없어 청결을 유지하고 추가 전염을 막기 위한 예방이 중요하다. 증상이 심하지 않으면 시간이 지나면서 자연스럽게 치유된다. 만약 눈이 부어 있다면 냉찜질로 효과를 볼 수 있다. 많이 불편하거나 증상이 심할 때는 추가 세균 감염을 막고 증상 완화를 위해 안약이나 항생제, 소염제 등을 병행하며 치료할 수 있다. 증상이 심해지면서 각막까지 침범하면 혼탁이 생기면서 시력이 떨어질 수 있는데 각막혼탁은 수개월에 걸쳐 조금씩 완화되며 6개월 정도 지나면서 시력도 점차 회복된다. '유행성'이라는 이름에 걸맞게 전염성이 매우 강하기 때문에 직·간접적인 접촉으로 전염된다. 발병 후 전염력이 약 2주 지속되기 때문에 사람 간의 접촉, 손이 쉽게 닿는 수건이나 오염된 물(수영장, 목욕탕), 침구류, 세면도구, 대중교통의 손잡이처럼 노출된 물건을 만져 전염될 수 있으니 주의해야 한다. 집단생활을 하는 어린이집, 유치원, 학교에서 유행할 가능성이 크다. 결막염은 시간이 지나면서 자연 치유되지만 일부에서는 심각한 후유증을 남길 수 있어 고의적인 전염의 유도는 절대 삼가야 한다.

유행성 각결막염 및 급성출혈성결막염의 예방과 관리

- 손을 깨끗이 씻어 청결을 유지한다.
- 눈을 만지거나 비비지 않는다.
- 감염되었다면 콘택트렌즈의 사용을 중단한다.

- 콘택트렌즈를 끼고 수영장, 목욕탕을 이용하지 않는다.
- 눈병이 유행할 때는 사람이 많은 곳의 방문을 자제한다.
- 주변에 눈병 환자가 있을 때는 접촉을 피하고 용품은 별도로 사용한다.
- 고의적인 전염을 유도하지 않는다.
- 손수건보다는 쓰고 버리는 화장지를 사용한다.
- 불편감이 심하다면 2차 감염 및 합병증 예방을 위해 안과에 방문한다.
- 안약을 여러 사람이 공유하지 않는다.
- 음주를 자제하고 안정을 취한다.

아폴로눈병으로 알려진 급성출혈성 결막염은 1969년에 처음 가나에서 확인되었는데 발생 시기가 아폴로 11호의 달 착륙 시기와 일치해서 붙여진 이름이다. 우리나라에서는 1974년에 처음으로 발생하여 여름철마다 나타난다.

급성출혈성 결막염Acute Hemorrhagic Conjunctivitis은 엔테로바이러스Enterovirus나 콕사키바이러스Coxsackievirus에 의해 결막이 감염되어 발생한다. 유행성 눈병은 학교나 회사 등 집단생활을 하는 어린이, 학생, 직장인에게 흔히 나타나는데 10대 미만의 연령군에서 가장 많이 나타난다. 증상으로는 눈의 통증과 이물감, 눈물흘림, 결막하출혈, 눈부심 등이 있다. 첫째 날 증상이 가장 심하고 성인은 발병 후 하루 내에 결막에 출혈이 보이는 눈에만 발현되는데 어린이는 고열이나 설사, 인후통 등 전신 질환이 동반될 수 있다. 하루 이틀 정도의 비교적 짧은 잠복기를 거쳐 한쪽 눈에 먼저 나타나고 다른 쪽 눈으로 옮겨 결막이 충혈된다. 바이러스에 의한 감염으로 특별한 치료법은 없으며 예방과 전염을 막는 것이 최선이다. 열흘 정도 쉬고 나면 자연히 치유된다. 증상이나 치유 과정이 유행성 각결막염과 비슷하지만 그보다는 경과가 짧고 회복도 빠르다.

아폴로눈병은 전염성이 매우 강한 것이 특징이다. 잠복기가 짧아 단기간에 많은 환자가 발생한다. 발병 후 약 4일이면 전염시킬 수 있다. 전염을 막기 위해서는 외출하지 않는 것이 상책이다. 가족끼리의 전파가 가장 많고 학교, 더 나아가 지역으로 퍼지기도 한다. 과거에는 아폴로눈병에 걸리면 전염을 막기 위해 강제로 학교를 쉬게 했는데 이를 부러워한 친구들이 감염된 친구의 눈물을 자신의 눈에 비벼 일부러 전염되기도 했다. 철없는 행위로 심각한 합병증과 후유증을 남길 수 있는 매우 위험한 행동이다. 눈의 질환은 한 번 잘못되면 다시는 되돌릴 수 없고 보이지 않는 것은 그 무엇과도 비교할 수 없는 고통임을 명심해야 한다.

_ 알레르기성 결막염

알레르기성 결막염Allergic Conjunctivitis은 알레르기를 유발하는 항원, 즉 꽃가루나 먼지, 집먼지진드기, 애완동물의 털, 곰팡이, 화학적 용품(비누, 화장품) 등이 눈의 결막에 접촉하여 과민반응을 유발해 발생한 염증 질환이다. 특히 봄, 가을의 미세먼지와 꽃가루가 기승을 부릴 때는 더 흔하게 발생한다. 전체 알레르기성 결막염 환자 중 약 20퍼센트가 10세 미만의 유·아동으로 가장 많다. 이런 결막염의 큰 비중이 아동인 이유는 성인에 비해 면역력이 약하고 개인위생 관리에 취약하기 때문이다. 그러므로 어른인 보호자가 더 신경을 써야 한다. 10세 미만을 제외하고는 전 연령대에서 10~13퍼센트의 분포를 보인다. 다만 전염성은 없다. 어떤 물질의 알레르기를 일으키는지 알면 좋지만 원인 물질을 찾는 것이 쉽지 않아 증상이 있을 때마다 그 증상만 가라앉히는 치료를 하게 된다. 증상에 따른 원인을 유추하여 해당 물질을 적극적으로 피해야 한다.

알레르기성 결막염의 예방 및 관리

- 알레르기의 원인인 유발 물질을 피한다.
- 손의 청결을 유지하고 외출 후에는 샤워를 한다.
- 얼굴과 눈 주위를 만지지 않는다.
- 콘택트렌즈 사용을 피하고 되도록 안경을 착용한다.
- 머리 염색, 눈 화장, 스프레이의 사용을 자제한다.
- 침구류를 자주 세탁하여 햇볕에 말리고 털어준다.
- 애완동물을 두지 않는다.
- 꽃가루가 많은 계절이나 먼지가 많은 날에는 외출을 삼가고 창문을 닫는다.
- 집안의 곰팡이를 제거한다.
- 결막염이 의심되면 처방 없이 함부로 안약을 넣지 않는다.
- 결막염 발병 시 냉찜질을 하고 안대는 하지 않는다.

알레르기성 결막염은 원인에 따라 몇 가지 유형이 있다.

계절성 알레르기 결막염은 특정 계절에 나타나는 공기 중의 꽃가루나 동물의 비듬, 곰팡이, 미세먼지 등의 원인 물질이 결막을 자극하여 알레르기 반응이 즉시 나타나는 결막염이다.

눈에만 나타나기도 하고 간혹 목과 코에 염증을 동반하기도 한다. 알레르기성 결막염은 대부분 계절성 각결막염으로 나타난다. 증상은 눈이 가렵고 충혈되며 이물감과 작열감이 느껴지는데 대체로 경미한 편이다. 발병 시 급성 증상은 적절하게 치료해야 하지만 알레르기의 원인 물질을 제거하지 않는다면 재발한다. 오래 지속되면 만성질환이 될 수 있으므로 꾸준히 관리해야 한다. 특정 계절이나 시기를 떠나 지속적으로 증상이 나타난다면 집먼지진드기나 동물의 비듬 등 다른 원인을 의심해봐야 한다.

아토피 각결막염은 아토피 피부염과 동반하여 발병하는 경우가 많고 10대 후반부터 분포되어 40대와 50대에서도 많이 발병한다. 계절성 알레르기 결막염에 비해 증상이 더 심하다. 가려움과 충혈 외에도 눈 통증과 눈부심을 동반한 시력 흐림, 눈 주위 피부에도 발진이 나타날 수 있다. 일반적으로는 항히스타민 점안약, 비만세포안정제 점안약, 피부과 치료와 병행한다. 안약으로 치료가 되지 않거나 증상이 각막까지 진행되면 스테로이드제를 사용한다. 스테로이드제는 장기간 사용하면 수정체에 혼탁이 생기는 백내장, 안압 상승으로 인한 녹내장 등 합병증이 생길 가능성이 있다. 스테로이드제는 꼭 필요할 때만 짧게 사용하기를 권장한다.

각결막염은 주로 봄과 여름에 나타나는데 면역 체계의 이상과 관련이 있지만 명확한 원인을 알 수 없고 증상은 더 심각한 형태로 나타나는 것이 특징이다. 건조하고 따뜻한 환경에서 자주 발생하여 봄철 각결막염이라고 한다. 10세 이전의 어린이에게 가장 많이 발병하고 아토피나 천식 등의 알레르기성 질환을 동반할 수 있다. 증상으로는 소양감과 이물감이 심하고 점액성의 눈곱과 분비물이 나온다. 양쪽 눈에 만성적으로 나타나는데 사춘기 즈음 대부분 없어진다. 치료는 냉찜질과 항히스타민, 비만세포 안정제, 스테로이드 등을 사용하고 아토피 각결막염의 치료와 비슷하다.

_ 안와골절

안와골절Orbital Fracture이란 눈 주변을 둘러싸고 있는 '안와'의 공간 주변 뼈가 충격이나 기타 외상으로 골절된 상태를 말한다. 눈은 눈 주변의 얇은 뼈로 감싸여 보호되고, 눈과 눈 주변 뼈 사이에는 지방조직이 있어 눈을 보호할 수 있도록 완충작용을 해준다. 눈 주위의 안와는 여러 개의 뼈로 이루어져 있고 안와의 벽은 얇고 섬세해서 튼튼해 보이는 것과 달리 작은 충격에도 쉽게 깨질 수 있다.

폭행이나 낙상, 각종 사고와 운동 중 공에 맞는 등 물리적인 외부 충격으로 눈 주위에 발생하기 때문에 주로 10대와 남성 청년에게 많이 발생한다. 눈 아래쪽과 코쪽 부위가 매우 얇아 생각보다 쉽게 깨진다. 눈 위쪽의 골절은 10세 미만의 어린 환자에게 더 흔히 발생하는데 이는 성인에 비해 어린이의 두개골과 안면의 비율이 달라 더 쉽게 골절되기 때문이다.

눈에 충격을 받으면 힘이 내부로 전달되며 안와 내부의 압력이 상승하고 두께가 얇은 안와벽에 골절이 발생한다. 안와 골절이 발생하면 통증이 매우 심하지만 눈 주위의 뼈는 간혹 특별한 증상이나 통증이 없어 골절된 상태로 방치되기도 한다. 때문에 눈 주위에 가벼운 충격이나 타박상을 입었다면 별다른 증상이 없더라도 병원 진료를 받아보는 것이 좋다.

골절의 정도가 심하면 눈 위쪽이나 뒤쪽으로 안구함몰이 발생할 수 있다. 증상으로는 눈운동장애, 충혈 및 출혈, 코피, 복시 등이 나타나는데 늘 그렇지는 않다. 안와골절을 정확히 진단하기 위해서는 시력 변화가 있는지 검사하고 얼굴에 변형이 있는지 확인한다. 근육의 이상 유무 확인을 위해 눈이 상하

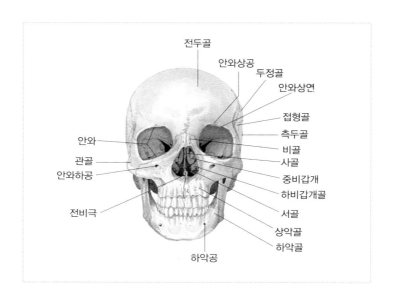

전두골
안와상공
두정골
안와상연
접형골
측두골
안와
비골
관골
사골
안와하공
중비갑개
하비갑개골
전비극
서골
상악골
하악골
하악공

좌우를 볼 수 있는지 검사하고 이는 CT촬영(전산화 단층촬영)으로 확인할 수 있다.

골절의 정도가 경미하고 증상이 거의 없다면 경구 항생제를 투여하여 2차감염을 예방하며 경과를 관찰할 수 있다. 증상이 심하고 안구함몰이 생길 가능성이 있거나 근육이 골절된 뼈 사이에 끼어 눈이 제대로 움직이지 않아 복시가 생기면 수술로 치료한다. 눈 주변 근육이 뼈 사이에 끼는 경우는 소아에게 빈번하게 발생하는데 눈을 움직일 때 구토를 동반할 수 있다. 구토 증상이 있다면 즉시 병원에 방문해야 한다.

안와골절의 정도가 심한 경우에는, 드물지만 시신경의 손상으로 인한 시력 감소의 가능성도 있기 때문에 부상 즉시 병원에 방문해야 한다. 필요에 따라 합병증 예방을 위해 2주 내에 수술을 해야 한다. 너무 늦어지면 다친 안와 조직에서 흉터가 생겨 수술이 어려워지고 예후가 나빠질 수 있다. 눈의 부종이 심하다면 부종을 가라앉힌 후 수술한다.

수술은 안와골절로 인해 파편을 제거하고 제거한 자리에 구멍을 막기 위해 인공보형물을 삽입한다. 골절의 크기와 부위에 따라 인공보형물의 모양과 종류도 달라진다. 눈 주변 근육이 골절 부위에 끼었다고 판단되면 근육 손상의 방지를 위해 빠른 수술을 요하게 된다.

수술 후에는 재채기를 심하게 하거나 코를 풀어서는 안 된다. 눈과 코는 밀접하게 연결되어 있다. 그렇기 때문에 코를 풀면 골절이 생긴 곳을 통해 공기가 안와로 들어가는 안와기종으로 눈이 부풀어오를 수 있고 인공보형물의 이동과 안구돌출이 생길 수 있다. 수술 후 합병증으로 복시가 흔하게 나타나는데 대부분은 시간이 지나면 자연스럽게 회복된다.

성인

_ 황사, 미세먼지 많은 날 마스크도 쓸 수 없는 눈

봄이 되면 황사라는 반갑지 않은 손님이 찾아온다. 아침에 일어나 미세먼지 농도의 수준을 확인하는 일은 일상이 되었다. 황사는 중국의 북부 또는 몽골의 건조지대에서 생성된 흙먼지 바람이 대기 중으로 퍼졌다가 내려앉는 현상이다. 안타까운 점은 황사가 단순한 모래바람이 아닌 중국 공업지역의 오염된 3-5μm가량의 미세먼지와 다이옥신, 납, 알루미늄, 아황산가스, 카드뮴 등의 중금속과 대기 중의 오염물질을 포함하고 있다. 미세먼지는 계절을 가리지 않고 호흡기 건강을 위협하는 존재가 되었다. 1μm는 1m의 백만분의 일에 해당하는데 10μm 이하의 입자를 미세먼지, 2.5μm 이하의 입자를 초미세먼지라고 정의한다. 2.5μm 이하의 초미세먼지와 미세먼지는 호흡기를 통해 들어와 기관지를 자극하고 기침과 호흡곤란, 기관지염 등을 유발한다. 기관지에 미세먼지가 쌓이면 기침, 가래가 생기고 점막이 건조해져 세균이 쉽게 침투해 천식, 폐렴 등의 감염성 질환이 발생할 수 있다. 한국개발연구원KDI 경제정보센터에 따르면 우리나라는 OECD회원국 중 미세먼지가 가장 높은 국가다. 근래에는 마스크 착용이 대중화되어 호흡기 위험에는 어느 정도 대비가 가능하지만 마스크도 쓸 수 없는 눈은 여전히 위험에 노출되어 있다.

눈은 피부처럼 노출되어 있기 때문에 황사나 미세먼지의 각종 유해물질이 들어가기 쉽다. 황사의 입자 표면은 까끌까끌하기 때문에 눈에 닿으면 각막과 결막에 이물감과 자극을 느껴 간지러움을 유발하고 눈을 비비면 각막에 상처를 줄 수 있다. 유해물질은 각막의 상처를 통하여 세균을 옮기고 알레르기성 결막염이나 유행성 각결막염, 안구 건조증, 익상편 등의 안질환을 유발한다. 안구 건조증이 있다면 의식적으로 평소보다 눈을 더 많이 깜박이고 인공 눈물을 자주 점안하여 황사나 미세먼지를 씻어주는 것이 좋다. 인공 눈물은 전문가의 조언을 받아 스테로이드 성분이 들어가 있지 않은 제품을 사용하는 것이 좋다. 장기간 스테로이드제를 사용하면 백내장, 녹내장, 각막염, 각막궤양과 같은 합병증이 생길 수 있다. 간혹 인공 눈물 대신 소금물을 넣기도 하는데 증상을 악화시킬 수 있다. 생리식염수나 생수도 눈물의 삼투압과 산도가 다르므로 눈에 자극이 되어 좋지 않다.

올바른 인공 눈물 점안법

- 한 번 개봉한 인공 눈물은 재사용하지 않고 반드시 사용 기한을 지킨다.
- 눈에 특별한 질환이 있는 것이 아니라면 하루에 4회 이내로 사용한다.
- 개봉한 인공 눈물의 입구를 손으로 만지거나 점안 시 눈에 닿지 않도록 주의한다.
- 위를 보고, 아래쪽 눈꺼풀을 당겨 흰자위 위에 점안한다 (양쪽을 벌려 가운데 점안 X).
- 한 방울 점안 후 1분 정도 눈을 감고 있는다.

황사나 미세먼지가 많은 날에 콘택트렌즈를 착용하면 더 많은 위험에 노출된다. 소프트렌즈는 재질이 말랑말랑하여 미세한 이물질이 렌즈 표면에 침착되어 이차적인 감염 빈도를 증가시킨다.

문제는 황사나 미세먼지에 뚜렷한 대응 방법이 없다는 것이다. 황사나 미세먼지가 심한 날에는 외출을 삼간다. 외출할 때는 콘택트렌즈 대신 안경이나 선글라스를 착용하여 먼지와 자외선으로부터 보호해 주는 것이 좋다. 눈에 자극을 주지 않기 위해 마스카라나 아이라이너의 사용을 자제하고 눈 화장을 하지 않는 것이 좋다.

_ 코로나19 바이러스 감염과 백신이 눈에 미치는 영향

2019년부터 약 3년간 유행한 코로나 바이러스(COVID-19) 팬데믹으로 전 세계인이 몸살을 앓았다. 2022년 7월 31일 기준 전 세계 5억 7천만 건 이상의 COVID-19 확진 사례와 6백만 건 이상의 사망자가 발생했다. 갑작스러운 감염병의 전파로 건강에 대해 다시 생각해보는 계기가 되었고 비대면이 일상이 되면서 사회 분위기도 많은 부분이 바뀌었다. 코로나19 백신의 연구 기간이 짧아 발생 부작용에 관한 말도 많았지만 우리나라의 접종률은 18세 이상에서 약 96.7퍼센트에 이를 정도로 매우 높았다.

예방 접종 이후 이상 반응으로 일부에서는 심각한 부작용이나 후유증을 남긴 사례도 있었다. 접종 직후 2~3일은 접종 부위 통증이나 부기와 발적이 나타난다. 발열과 함께 두통, 근육통, 어지럼증이 나타났다 사라지는 것이 일반적인 증상이었다. 백신 접종은 개인의 선택이었지만 정부 기관의 발표와는 달리 부작용으로 시력저하나 황반변성, 망막병변 등을 호소하는 사람도 많았다.

코로나19예방접종대응추진단 이상반응관리팀은 아스트라제네카나 얀센을 맞았다면 이상 반응으로 '혈소판감소성 혈전증'이 나타날 수 있고, 모더나나 화이자를 맞았다면 '심근염 혹은 심낭염'이 발생할 수 있다고 공표했다. 접종 후 2일 이상 지속적인 두통이 발생하며 진통제에 반응하지 않거나 조절되지 않는 경우 또는 '시야가 흐려지는 경우' 의사의 진료를 받아야 한다고 했다. 시야가 흐리거나 시력 저하가 올 수도 있다고 하는데 그렇다면 코로나 백신이 눈에 미치는 영향은 어땠을까?

미국의 백신 부작용 보고 시스템VAERS에 따르면 2021년 12월 18일 기준 코로나19 백신 접종 후 미국인 2억 4077만 5382명 중 9531명이 시야 흐림 증상을, 311명은 시력 저하를 겪은 것으로 보고되었다. 국내에서도 2021년 10월 31일 기준 시력 저하 관련 의심 신고가 총 623건(아스트라제네카 385건, 화이자 173

건, 모더나 38건, 얀센 27건) 보고되었다. 코로나19 예방접종 대응 추진단은 코로나 백신 접종 후 이상 반응으로 신고된 건으로서 백신과 이상 반응 간 인과성을 제시하는 것은 아니라고 밝혔다. 접종 후에 시력 저하나 시야 흐림 증상을 보였다면, 특히 기존에 안질환이 있던 환자라면 서둘러 안과 방문을 독려하고 있다.

백신 접종 후 눈 통증과 함께 안압 상승을 호소한 경우도 있었다. 2021년에 열린 대한안과학회 추계학술대회에서는 코로나19 백신 접종 후 안압 상승이 급격하게 발생하는 질환인 급성폐쇄각 녹내장이 발생했다는 5건의 증례가 보고되었다. 이 중 3건은 백신 접종 당일 발생했다고 발표했으나 백신이 안압을 높인다는 직접적인 증거는 아직 발견되지 않았다. 눈을 구성하는 물인 방수가 배출되는 통로인 방수 유출로의 부종을 백신이 유발한다면 안압이 상승할 가능성을 고려해볼 수 있지만 이 또한 백신과의 인과관계는 밝혀지지 않았다.

백신이 특별히 눈과 관련된 부작용을 일으키지 않는 것으로 보이지만 코로나의 감염은 시력에 영향을 미칠 수 있다. 어린이 사례의 경우 한 조사에 따르면 감염된 어린이 4명 중 1명 꼴로 눈에 이상 증상을 보였다. 보고된 증상에는 결막 분비물,

눈꺼풀 부기, 안구 통증, 결막 충혈, 눈 비비기, 부기 및 눈물 흘림이 포함되었다. 기침, 가래, 기타 전신 질환이 있는 경우 이 증상의 확률이 두 배 가까이 되는 것으로 나타났다.

코로나19 바이러스는 눈의 결막이나 코, 기관지 등을 통해서도 쉽게 감염될 수 있다고 알려져 있다. 코와 입은 마스크 착용을 통해 감염의 전파를 예방할 수 있지만 눈은 노출되어 있기 때문에 예방이 쉽지 않다. 바이러스가 눈을 통해 전염되는 경우는 주로 접촉으로 이루어진다. 바이러스를 손에 묻힌 채 눈을 비비는 행위로 감염되는 것이다. 눈과 코는 연결되어 있기 때문에 눈에 침투한 바이러스는 코로 이동하고 코에서 다시 인후두로 이동해 안착한다.

개인이 느끼는 증상과 정부에서 인정하는 부작용 사례에는 상당한 괴리가 있다. 철저한 위생관리와 정기적인 진료만이 눈을 지킬 수 있는 유일한 수단이다.

_ 안구 건조증으로 말라버린 내 눈물 어디서 채워야 하나

안구 건조증Dry Eye Syndrome(건성안)은 각막을 덮고 있는 눈물층에 영향을 미친다. 눈물이 부족하거나 너무 빨리 증발할 때, 눈물의 구성 성분이 변했을 때 주로 발생한다. '안구 건조증'이라는 단순한 이름과는 달리 증상은 비슷할 수 있으나 발생 원인이 매우 다양하기 때문에 원인을 찾아 적절하게 치료하는 것이 중요하다. 이를 방치하면 조직이 손상되고 각막에 흉터가 남아 염증이 생기고 시력 저하가 올 수 있다. 한 대학병원의 연구 결과에 따르면 우리나라의 대도시 인구 90퍼센트 이상이 안구 건조증을 겪어본 적이 있다고 응답할 정도로 매우 흔한 질환이다.

눈이 건조하면 생활에도 상당히 불편한 점이 많다. 보통 양쪽 눈에 영향을 미치며 눈이 따끔거리고 긁히는 느낌, 눈부심, 충혈, 이물감, 야간 운전의 어려움, 흐릿한 시야, 쉽게 피로해지는 등의 증상과 함께 콘택트렌즈의 착용도 어려워진다. 안구 건조증 초기에는 주변 환경을 개선하고 인공 눈물을 사용하는 방법으로 효과를 볼 수 있다. 이러한 증상 중 두 개 이상 해당된다면 병원 방문을 추천한다. 개인이 느끼는 증상보다 실제로 눈에 가해진 손상이 더 클 수도 있기 때문이다.

안구 건조증은 젊고 건강한 사람에게도 얼마든지 나타날 수 있지만 40세 이상에서 더 흔하게 볼 수 있다. 눈물은 마이봄샘이라는 기름샘에서 분비되는데 나이가 들면 기능이 떨어져 자연스럽게 눈물의 질이 변하고 분비량이 감소한다. 눈에 관련된 모든 염증이 마이봄샘의 기능에 영향을 준다. 방치하면 눈꺼풀 염증으로 번질 수 있으므로 염증 관리가 매우 중요하다.

만성적 염증에 의한 결막염뿐 아니라 갱년기의 여성호르몬 감소도 원인이 된다. 특히 완경 여성에게 더 흔하게 나타난다.

다른 질환이 있어도 눈물 생산량이 줄 수 있다. 당뇨병이나 류마티스성 관절염, 쇼그렌증후군(입마름, 안구 건조 등을 유발하는 자가면역질환), 루푸스(전신성 자가면역질환), 고지혈증, 비타민 A 결핍 등의 질환이 동반되는 경우다. 또한 먹는 약 중에서도 항히스타민제나 항우울제의 일부, 고혈압약, 피임약, 지사제, 이뇨제, 항생제 등에서 입마름이나 눈물의 마름이 나타날 수 있다. 탈수를 유발하는 약이 몸의 수분을 빼앗기 때문에 눈물의 분비도 줄어드는 것이다.

눈 수술로 인한 안구 건조증 또한 매우 흔하다. 라식 또는 라섹 수술은 각막을 절개하기 때문에 이 과정에서 각막에 있는 신경이 손상되어 눈물 분비가 저하된다. 백내장 수술 후에는 먹는 약과 각막 지각신경의 기능 저하, 염증 반응으로 인해 눈물 분비가 저하된다.

눈물 분비 기능에 이상이 없는 청소년이나 젊은 사람에게 안구 건조증이 나타나는 경우는 대부분 환경의 원인이 많다. 여름보다는 겨울에 많이 발생한다. 겨울철 햇빛이 강하고 건조한 특성 때문인데 실내에서 온풍기를 켜면 더 악화된다. 외출 시 찬바람에 눈물이 과다하게 나오는 것도 안구 건조증의 증상이다. 습한 여름에는 에어컨이나 선풍기의 영향을 받을 수 있다.

우리 눈은 1분에 15회 정도 깜박인다. 눈 깜박임의 횟수가 부족하거나 제대로 깜박이지 않으면 눈물을 많이 증발시킨다. 스마트 기기를 보며 집중할 때 깜박임의 횟수가 현저히 줄기도 한다. 눈 깜박임을 통해 눈 표면에 일정량의 눈물을 계속 채워줘야 하는데 깜박임의 횟수가 적으면 눈물이 증발되어 건조해지는 것이다. 눈을 깜박일 때 끝까지 제대로 감지 않는 것도 눈물 증발과 염증 유발의 원인이 되어 안구 건조증을 악화시킨다. 적당한 눈 깜박임과 적절한 눈의 휴식을 취해야 한다.

안구 건조 증상이 생기면 보통 인공 눈물을 구입하여 점안하고 안연고를 사용하여 속눈썹이 나오는 부위를 닦아 호전시킬 수 있다. 안검염에 의한 안구 건조증을 제외하면 대부분 인공 눈물만으로 증상이 나아지지 않는 경우가 많다. 장기간 점안하며 생활하는 것도 쉽지만은 않기 때문에 생활 환경을 개선시켜 예방하고 안구 건조의 원인을 알고 있다면 우선 원인을 제거하는 것이 무엇보다 중요하다.

인공 눈물과 안연고 등 약물로도 해결되지 않는다면 '누점 폐쇄술'이라는 수술을 진행해 볼 수 있다. 이 수술은 눈물 구멍인 누점을 막아 눈물이 눈 표면에 오래 머물게 하는 수술이다. '눈물흘림증'이라면 누점이 막혀 눈물이 제대로 코쪽으로 배출되지 않고 눈에 고여 있어 누점을 뚫는 수술을 한다. 안구 건조증은 이와 반대로 눈물이 눈에 고이도록 고의로 누점을 막는 것이다.

안구 건조의 예방을 위해서는 실내의 습도가 낮다면 가습기로 주변 습도를 40~60퍼센트 유지하여 건조하지 않도록 한다. 또한 온풍기와 에어컨, 선풍기 등의 바람을 눈에 직접 쐬지 않도록 한다. 탈수 방지를 위해 수분을 충분히 섭취해야 하고 먼지가 많은 곳, 햇빛이 강한 곳은 피하도록 한다. 콘택트렌즈를 착용하고 있다면 안경이나 선글라스로 교체하여 눈을 쉬게 하는 것이 좋다.

의외로 눈을 잘 씻지 않아서 안구 건조가 발생하기도 한다. 세수할 때 눈꺼풀 주위를 잘 닦아주어야 한다. 눈이 피로할 때는 온찜질도 도움이 된다. 안구 건조증은 주로 만성적으로 발병한다. 생활에 심각한 지장을 주거나 실명을 유발할 정도의 질환은 아니지만 완치가 어렵다. 그렇기 때문에 불편감을 최소화하기 위해서는 꾸준한 관리가 필요하다.

_ 충혈, 병원에 갈까 말까

잠에서 깼을 때, 문득 거울을 봤을 때, 샤워 후에 별다른 이상이 없는 것 같은데 흰자위가 빨갛게 충혈되는 것은 흔한 증상이다. 보통 눈이 피로하거나 이물질이 들어갔을 때 충혈이 발생한다. 대부분의 충혈은 휴식을 취하고 시간이 지나면 자연스럽게 회복되지만 혹시 눈에 이상이 생긴 것은 아닌지 걱정이 되기도 한다. 단순 피로나 자극이 아닌 눈 질환의 전조 증상일 수도 있기 때문이다.

충혈의 가장 흔한 원인은 눈의 직접적인 자극과 피로감이다. 눈을 비비거나 햇빛으로 인해, 꽃가루나 먼지가 많은 환경에서도 발생할 수 있고 콘택트렌즈의 자극이나 오염으로 인해 발생할 수도 있다. 장시간의 스마트 기기 사용이나 독서 등 적은 눈 깜박임으로 인한 안구 건조, 피로감 등 다양한 요인으로 충혈이 발생할 수 있다. 이와 같은 원인이라면 대부분은 약간의 휴식을 취하거나 인공 눈물을 점안하여 별다른 치료 없이도 충혈이 없어질 수 있다.

어느 정도의 시간이 지나도 충혈과 함께 이물감과 눈꺼풀에서 분비물이 생긴다면 결막염을 의심해 볼 수 있다. 감염성 결막염으로 전염된 것은 아닌지 아니면 다른 알레르기 반응에 의한 알레르기성 결막염은 아닌지 의심해볼 수 있다. 기타 염증성 질환으로 각막염이나 포도막염, 공막염이 원인일 수 있고 심한 경우 급성 녹내장을 의심해 볼 수 있다. 포도막염은 눈을 싸고 있는 포도막 조직에 생긴 염증을 말하는데 특히 빛을 볼 때 통증이 심하다. 벌레가 날아다니는 듯한 비문증이 생기고 뿌연 시야로 인해 시력 저하가 올 수 있다.

급성녹내장은 급격한 안압의 상승으로 생기는 질환인데 눈 충혈을 동반하여 눈 통증과 두통이 심하게 오고 시력도 급격히 떨어진다. 방치하면 실명에 이르는 무서운 질병이므로 즉시 치료를 해야 한다.

유독 한쪽 눈만 심하게 충혈된다면 대상포진을 의심해볼 수 있다. 대상포진은 신경이 있는 곳에 발병하는데 눈에 발병하면 주로 한쪽 눈에만 충혈이 생기거나 눈꺼풀에 수포가 생기는 특징이 있다. 대상포진에 의한 결막염 또한 양쪽 눈에 나타나는 결막염과는 달리 눈곱과 이물감이 한쪽 눈에만 나타난다. 대상포진은 면역력과 깊이 관련되어 있으므로 예방을 위해서는 면역력이 떨어지지 않도록 관리하고 충분한 수면으로 건강한 생활을 하는 것이 도움된다.

충혈은 근시, 원시, 난시 등의 굴절 이상에도 나타난다. 시력이 비교적 좋더라도 난시가 있으면 오전에는 괜찮지만 오후에 두통과 함께 충혈이 생기기도 한다. 안경으로 난시를 교정해 주는 것이 좋다.

눈의 흰자위가 빨갛게 변하는 것은 충혈이 아닌 다른 증상일 수 있다. 충혈은 눈의 흰자위에 있는 모세혈관이 확장되고 많아지며 혈액의 양이 증가해 빨갛게 변하는 것이다. 결막하출혈은 충혈처럼 흰자위가 빨갛게 보이는데 결막 아래쪽의 혈관에서 출혈이 발생하여 혈액이 고이는 것이다. 충혈과는 다르게 피가 맺힌 듯 흰자위가 빨개진다. 출혈성 질병이나 여러 원인에 의한 안압 증가, 항응고제 투약 등으로 발생하는데 미세한 출혈은 열흘 정도면 대부분 다른 부작용 없이 호전된다. 불편감은 인공 눈물 점안으로 도움이 된다. 눈을 찔리는 등 외상에 의한 출혈이라면 즉시 안과에 방문하여 치료해야 한다.

병변에 의한 충혈이 아니라면 휴식을 통해 저절로 호전되나 너무 심하거나 장시간 사라지지 않으면 안과에 방문하여 치료할 필요가 있다. 의사의 처방 없이 원인을 모른 채 함부로 안약을 사용하면 눈의 모세혈관을 수축시켜 일시적인 효과는 볼 수 있다. 하지만 장기간 사용하면 효과가 없거나 부작용의 위험이 있으므로 주의해야 한다.

노인

_ 비문증

비문증Vitreous Floaters(날파리증)의 비문은 날 비(飛)에 모기 문(蚊)
자를 쓴다. 이름처럼 눈앞에 먼지나 벌레가 떠다니는 듯하여
'날파리증'이라고도 한다. 비문증은 눈이 느끼는 증상 중 하나
로 그 자체가 질병은 아니다. 열에 일고여덟 명은 경험할 정도
로 흔하지만 대부분은 아무런 문제가 없다. 그럼에도 증상을
살펴보아야 하는 이유는 망막과 깊은 관련이 있기 때문이다.

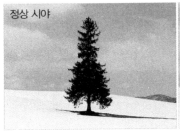
정상 시야

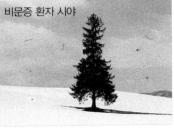
비문증 환자 시야

망막병증 중 망막박리는 망막의 분리로 인해 발생하는데 중심 시력의 상실과 실명을 유발할 수 있는 심각한 질병이다. 망막 박리나 망막열공의 증상에는 비문증도 포함되어 있다.

약 25mm 크기의 눈 속에는 눈의 모양을 유지하는 유리체라는 수정체와 망막 사이의 무색 투명한 겔 형태의 구조물이 있다. 유리체가 투명해야 망막에 상을 맺어 깨끗한 시력을 유지할 수 있다. 눈의 노화나 각종 질환으로 유리체 내부가 혼탁해지면 혼탁의 원인인 부유물 등으로 망막에 그림자가 생겨 실오라기나 작은 벌레가 떠다니는 것처럼 느끼게 된다. 40대 이후 노화가 오면 눈 속의 유리체가 두꺼워지고 주름이 생기며 일부가 수분과 섬유질로 분리되는 유리체 액화 현상으로 인해 발생하는 것이 보통이고 50~60대가 되면 더 흔하게 나타난다. 근시가 심하면 나이와 상관없이 젊은 사람에게도 나타날 수 있다. 노화가 아닌 병적 비문증의 원인으로는 백내장 수술, 당뇨망막병증, 포도막염, 망막혈관질환, 망막박리, 망막열공, 고혈압 망막증 등 주로 망막병증으로 인한 원인이 많다.

비문증은 사람마다 느끼는 증상이 주관적이다.

- 검은 점이나 투명한 점, 날벌레 같은 것이 눈앞에 떠 다닌다.

- 아지랑이나 거미줄처럼 보이는 것이 아른거린다.
- 하얀 벽이나 종이, 하늘을 볼 때 더 잘 보인다.
- 시선을 옮기면 눈앞에 떠다니는 것들이 따라온다.
- 눈을 감거나 뜰 때 불빛이 번쩍거리는 듯한 섬광이 있다 (광시증).

노화로 인해 자연스럽게 생긴 '생리적 비문증'은 보는 데 다소 불편하지만 시력 저하가 오거나 다른 합병증으로는 발전하지 않기 때문에 따로 치료가 필요하지는 않다. 시간이 지나면서 익숙해지는데 눈 속 유리체 혼탁물의 위치가 변하지 않고 그대로 남기도 하고 중심 시야를 벗어나 보이지 않기도 한다. 일상생활에 불편함이 크다면 레이저 시술이나 수술로 치료를 하는 방법도 있다. 하지만 레이저 시술은 기계적 충격파로 부유물을 잘게 부수는 방식이므로 충격파가 망막에 손상을 일으킬 가능성이 있다. 수술은 눈에 구멍을 뚫어 유리체를 절제해 이물질을 직접 제거하는 방식인데 재발이 많고 합병증의 위험이 있어 되도록 치료를 권하지 않고 매우 제한적으로만 진행한다. 불편함만으로 수술하기에는 득보다 실이 클 수 있어 전문의와 충분한 상의 후 결정해야 한다. 수술이 아닌 안약이나 복용 약으로는 치료 방법이 없고 자연스러운 현상으로 특별한 예방법도 없다.

생리적 비문증의 5퍼센트 내외에서 병적 비문증으로 발전하기도 하므로 떠다니는 물체의 개수가 많아지거나 불편감이 더 느껴지는지 지속적인 관찰이 필요하다. 단순 노화에 의한 비문증은 부유물의 개수가 증가하거나 더 심해지지는 않는다. 병적 비문증은 원인 질환을 찾아 치료해야 한다. 눈에 보이는 부유물들이 갑작스레 증가했거나 시력 저하, 어두운 시야, 지속적인 눈의 침침함이 느껴진다면 즉시 안과에 방문하여 진료를 받아야 한다.

_ 망막박리

망막은 종이처럼 얇고 투명한 신경조직으로 눈 속에서 뒤쪽 내벽에 붙어 있어 카메라로 치면 필름이라 할 수 있다. 망막에는 중심 시력을 나타내며 색과 물체를 구별할 수 있는 황반이라는 부위가 있다. 황반을 제외한 망막 부분은 어두운 곳이나 주변부를 볼 때 사용된다.

눈 속 내벽에 붙어 있어야 할 망막이 벽에서 떨어지거나 들뜬 상태를 망막박리Retinal Detachment라고 한다. 매년 1만 명에 한 사람 꼴로 대개는 50대 이상에서 발병하지만 모든 연령대에서 발생할 수 있다. 젊은 연령에서 망막박리가 발생하는 이유는 근시 관련 가족력, 아토피 피부염, 고도근시, 초고도근시를 들 수 있다. 시력 교정 수술이나 백내장 수술 등 눈 수술을 한 사람에게서 흔하게 나타난다. 또 축구나 격투기 같은 스포츠 활동이나 구타로 인한 안면 외상으로 발병하기도 한다. 젊은 사람에게 나타나는 망막박리는 이와 같은 이유로 남성에게 더 많이 발병한다. 백내장 수술의 합병증 중 하나로 망막박리가 있다. 최근에는 무분별한 다초점 인공수정체를 사용한 백내장 수술이 원인이 되어 망막박리 환자도 동시에 늘고 있다.

망막이 눈 속 벽에서 떨어지면 영양 공급이 제대로 이루어지지 않아 시세포의 기능이 떨어지고 이 상태로 장시간 방치되면 안구가 위축되거나 실명에 이를 수 있다. 실제로 망막박리는 실명의 주된 원인 중 대표적인 질환이다.

망막박리의 초기 증상으로 눈앞에 벌레가 떠다니는 듯한 비문증과 눈을 움직일 때 번쩍거리는 섬광이 느껴지는 광시증이 나타날 수 있다. 이 단계를 지나면 시야가 좁아지는데 주변부부터 서서히 커튼을 치는 것처럼 가려지기 때문에 시야 장애의 자각이 늦을 수 있다. 증상이 심해지면 앞이 거의 보이지 않게 된다. 중심 시력을 담당하는 황반 부위가 박리되면 변시증(물체가 일그러지거나 변형되어 보이는 증상), 색각 장애가 나타날 수 있고 중심 시력이 매우 나빠진다. 황반 이외의 부위부터 망막박리가 진행되는 경우 특별한 증상이 나타나지 않아 발견이 늦어질 수 있다. 갑자기 시력이 매우 나빠지거나 시야가 어두워진 느낌이 든다면 망막박리를 의심해야 한다.

망막박리는 원인에 따라 3가지 종류로 나눌 수 있다.

첫 번째는 열공성 망막박리로 가장 흔한 유형이다. 고도근시나 망막 주변부의 변성, 외상 등 다양한 이유로 망막이 찢어져 구멍이 생기면 눈 안의 겔 형태의 유리체가 액화되어 망막에 생긴 구멍으로 빠져나가 망막을 뜨게 한다. 망막이 뜨면 혈액 공급이 제대로 되지 않고 제 기능을 하지 못하게 된다. 열공성 망막박리는 빠르게 진행된다. 안과적 응급질환으로 발병 후 극 초기가 아니라면 즉시 수술로 치료해야 한다.

두 번째는 견인성 망막박리로 미숙아망막병증이나 당뇨망막병증, 망막혈관염, 관통상 등에 의해 발병한다. 망막 질환으로 생긴 증식막이 망막 안쪽에서 망막을 잡아당겨 발생하게 된다.

세 번째는 삼출성 망막박리다. 망막에 찢어진 구멍은 없으나 망막이나 맥락막의 병증으로 인해 삼출물이 고여서 망막이 떨어져 나오는 것을 말한다.

망막박리는 발견 시점에 따라 시력 회복률이 달라지기 때문에 조기 발견이 중요하다. 망막박리가 오래될수록 수술 후 재유착 성공률도 떨어지고 시력 회복도 제한적이다. 망막은 한 번 떨어지면 다시 붙지 않기 때문에 대부분의 치료는 수술로 이루어진다. 기본적으로 치료는 들뜨고 떨어진 망막을 제자리로 다시 붙이는 작업이다. 정밀 검사 후 상태에 따라 망막박리가 진행되기 전이나 초기 단계라면 즉시 레이저 광응고술이나 냉응고술로 망막박리를 예방할 수 있다. 망막박리가 이미 광범위하게 진행되었다면 가스주입술, 공막돌륭술, 유리체절제술 등 적절한 수술법을 선택한다. 예후에 따라 같은 수술을 반복하거나 추가적인 수술이 2회 이상 필요할 수도 있다. 발병 초기에 수술하면 망막을 다시 유착할 수 있는 가능성은 90퍼센트 정도 기대할 수 있지만 대개 수술 후 시력이 완전히 정상으로 회복되는 경우는 약 40퍼센트다. 수술이 성공한다 해도 시력이 완전히 회복되기까지 6개월 이상 걸린다. 망막박리 수술은 잘 되어도 수술 후 2~6개월에 재발할 가능성이 높다. 검사를 정기적으로 받고 눈을 비비거나 과격한 운동으로 눈에 자극과 충격을 줄 수 있는 행위는 삼가야 한다.

공막돌륭술

눈 바깥쪽에 실리콘 밴드를 둘러 눈을 조여 망막박리를 재유착시킨다. 망막이 유착되면 열공 주위에 냉동응고술을 시행한다. 시력 회복까지는 수술 후 2주 정도 걸리며 눈에 자극이나 충격을 삼가야 한다.

유리체절제술

눈에 작은 구멍을 뚫어 혼탁한 유리체를 제거하고 제거한 자리에 실리콘 기름이나 가스를 넣어 망막박리를 재유착시킨다. 수술 후 회복을 위해 엎드린 자세를 유지해야 한다.

가스주입술

눈 안에 팽창 가스를 넣어 자연적으로 망막을 재유착시키는 시술이다. 수술 후 얼마간(1주~1개월)은 엎드린 자세를 유지하고 안정을 취해야 한다.

검사 결과 눈 상태가 망막박리로 인해 수술로도 시력을 전혀 회복할 수 없다 해도 수술을 해야 한다. 비용이 만만치 않겠지만 수술하지 않으면 안압의 저하로 안구위축(눈이 푹 꺼지고 기능이 상실됨)이 오게 된다. 보기에도 좋지 않고 통증 유발 가능성 때문에 눈을 적출해야 할 수 있다.

_ 백내장

백내장Cataract은 눈의 노화로 인해 발생하는 전 세계 실명 원인 1위를 차지하는 대표적인 안질환이다. 후천성 백내장 대부분은 나이가 들면서 50대 이후 노년에 발생한다. 노화에 의한 원인 말고도 세포의 노화나 자외선, 스트레스 등도 영향을 준다. 눈에 외상을 입거나 고도비만, 고혈압, 당뇨, 아토피 등의 자가면역질환, 대사성 전신 질환이나 눈 속 염증, 스테로이드와 같은 약물 복용으로 인해 발생할 수 있다. 일본에서는 아토피 피부염 환자의 약 10퍼센트에서 백내장이 발병·관찰된다는 보고도 있다.

일반적으로 60세 이상만 되어도 전체 인구의 약 70퍼센트가 70세 이상이 되면 90퍼센트가 백내장 증상을 겪을 정도로 대표적인 노인성 안질환이다. 백내장이 생기면 눈 속 수정체가 혼탁해져 눈으로 들어오는 빛이 수정체를 제대로 통과하지 못하기 때문에 안개가 낀 것처럼 뿌옇게 보이고 시력이 나빠진다. 안경을 착용해도 눈이 침침해지고 원거리와 근거리 모두 흐릿하게 보인다. 수정체가 혼탁된 부위에 따라 후극백내장, 피질백내장, 핵백내장으로 분류할 수 있고 위치와 정도에 따라 시력이 나빠지는 정도도 다양하게 나타난다. 수정체 혼탁이 부분적으로 있다면 한쪽 눈에서 사물이 두 개로 보이는 단안복시가 나타날 수 있고 수정체의 중심부에 있는 수정체 핵이 딱딱해져 굴절률이 증가하면 근시가 된다. 그러면 어느 날 갑자기 근거리가 잘 보이게 되는데 이는 눈이 좋아진 것이 아니라 백내장의 증상이다. 잘 보이게 느끼는 것은 단지 일시적인 현상에 불과하다.

나이가 들수록 발병률이 높아진다는 점에서 노안과 백내장을 혼동할 수 있다. 백내장은 수정체의 혼탁으로 근거리, 원거리의 전체 시력 저하가 나타나고 노안은 수정체의 조절력 저하로 인해 일반적으로 40대 이상이 되면 핸드폰이나 책, 컴퓨터 모니터 등 근거리가 보이지 않게 되는 것이다.

백내장은 수술로 치료할 수 있으며 유일한 치료 방법이다. 안구를 절개하고 절개부에 초음파유화기를 넣어 수정체를 조각내어 혼탁해진 수정체 조각을 흡입해 제거한다. 제거한 수정체를 대신할 깨끗한 인공수정체를 넣는 '초음파유화술 및 인공수정체 삽입술'이 있다. 만일 수술 시기를 놓쳐 백내장이 딱딱해지면 눈 절개를 크게 하여 수정체를 통째로 꺼내야 하는데 이때는 수술이 어려울 뿐 아니라 난시가 발생하거나 출혈 등 합병증의 발생 가능성이 높아진다.

백내장 수술은 너무 빨리 하거나 늦게 해서도 안 된다. 백내장 초기에는 눈이 조금 침침할 뿐 별다른 통증이 없기 때문에 꼭 수술이 필요한가에 대한 의문이 생길 수도 있다. 백내장이 합병증을 유발하는 경우 조기에 수술이 필요하지만 그렇지 않으면 백내장 초기에는 진행을 늦출 수 있도록 약물치료를 할 수 있다. 하지만 약물치료로 백내장을 없앨 수는 없다. 보이는 것에 불편함을 느끼는 것은 사람마다 다르다. 백내장이 많이 진행했음에도 불편함을 느끼지 못할 수 있고 초기 백내장에도 불편감을 호소할 수 있다. 불편감과 백내장의 진행을 고려하여 전문의와 상담 후 수술 시기를 결정하는 것이 좋다.

단초점렌즈 vs. 다초점렌즈

백내장 수술에 쓰이는 인공수정체를 백내장 렌즈라고 하는

데 단초점렌즈와 다초점렌즈 중 선택할 수 있다. 단초점렌즈는 초점이 원거리나 근거리 중 하나에만 맞추어져 있고 맞추어지지 않은 곳은 흐리게 보인다. 만약 원거리에 초점이 맞추어져 있다면 수술 후에 근거리용 돋보기가 필요하다. 근거리 작업이 별로 없는 고령층에 적합하다.

다초점렌즈는 근거리부터 원거리까지 연속초점렌즈로 모든 거리를 깨끗하게 볼 수 있다. 수술 후에 돋보기 착용 또한 불필요하다.

언뜻 보기에 다초점렌즈가 가장 좋아보이지만 다초점렌즈는 렌즈의 광학 디자인이 빛의 일부가 소실되는 구조이기 때문에 선명도가 다소 떨어진다는 단점이 있고 단초점렌즈에 비해 비용도 비싼 편이다.

다초점렌즈로 수술했을 때 적응을 못하는 사람이 있다. 높은 비율은 아니지만 100명 중 1~3명 정도로 불편함을 느낀다. 수술 전에 어느 정도 예측 방법이 있으므로 미리 겁먹을 필요는 없다. 높은 비용만큼 실손보험도 까다로우니 미리 알아보고 진행하는 것이 좋다.

백내장 수술 후 예상보다 시력이 잘 나오지 않을 수 있다. 인생에서 시력이 가장 좋은 때는 20~30대 때이다. 이 시기에는 시력이 좋지 않아도 시력교정술을 받으면 드라마틱한 시력 개선 효과를 볼 수 있다. 시력이 아무리 좋아도 50~60대가 되면 각막과 수정체의 노화로 인해 시신경의 기능이 저하되고 시력이 떨어지는 것을 막을 수 없다. 백내장 수술로 아무리 좋은 인공수정체를 삽입한다 해도 각막의 노화로 시력 개선에는 한계가 올 수밖에 없다.

백내장 수술 후 만족도가 떨어지는 이유는 너무 높은 기대 시력에 있다. 보통 수술 후에 성공적인 기대 시력은 1.0인데 그렇게 나오기는 쉽지 않다. 집도한 의사의 입장에서는 대개 0.6~0.9면 양호하다고 판단한다. 또한 수술 후에도 눈은 계속 노화한다. 인공수정체 자체는 노화가 되지 않지만 각막, 망막, 시신경은 노화가 진행되기 때문에 세월의 흐름으로 인한 시력 저하는 불가피하다.

수술 후에 빛 번짐이나 달무리증(야간에 달무리처럼 빛이 퍼져 보이는 현상) 같은 부작용이 발생할 수 있는데 이는 다초점렌즈 디자인의 특성이다. 대부분 6개월에서 1년 이내에 적응 기간을 거쳐 불편감이 감소한다.

백내장 수술 후 2년 내에 후발백내장이 발생한다. 이름처럼 다시 발생하는 것은 아니고 인공수정체의 뒤편에 먼지나 때가

껴서 뿌옇게 보이는 현상이 나타나는데 백내장과 비슷하여 붙은 이름이다. 레이저 치료 한 번이면 말끔히 해결되며 재발하지 않는다.

백내장의 부작용으로 안내염의 발병률은 1/1000 정도로 매우 낮지만 눈 안쪽의 염증으로 인해 발생 위험이 있다. 눈 속에 세균이나 진균 감염으로 유발되는 질환으로서 가장 예후가 좋지 않은 경우에 해당한다. 수술 시 오염된 수술 기구에 의해 감염될 수 있고 수술 후에 환자가 안약을 사용하지 않거나 오염된 손으로 눈을 비비는 등 관리 소홀로 감염될 수 있다.

_ 녹내장

녹내장Glaucoma은 안압 상승이나 혈액 순환 장애로 시신경에 병증이 생겨 시야 결손 및 시력 손상을 일으켜 결국 실명에 이르는 질환이다. 초기에 나타나는 특별한 증상이 없기 때문에 뒤늦게 발견되는 경우가 많다. 자각증상이 있을 때는 이미 시신경의 손상으로 시력 저하가 나타난다. 백내장과 달리 녹내장으로 인한 시력 손상은 개선되지 않기 때문에 무엇보다 조기 발견이 중요하다. 실명의 원인이 되기도 하지만 실명까지 이어지는 경우는 드물기 때문에 정기적인 검진이 필요한 질환이다. 적절한 치료를 받는다면 실명의 위험 또한 현저히 감소한다. 나이가 들수록 녹내장의 발병률이 증가하는 것은 사실이지만 선천성 녹내장이나 유소아 녹내장처럼 20세 이전에도 발병할 수 있기 때문에 방심해서는 안 된다.

녹내장의 주요 원인은 안압 상승으로 인한 시신경 손상이다. 안압의 정상 범위는 10~21mmHg으로 방수의 양에 따라 결정되지만 이 수치가 절대적으로 정상임을 의미하는 것은 아니다. 정상 범위인 15mmHg이어도 사람마다 다르게 반응한다. 안압이 높은 상태로 지속되면 시신경이 눌려 손상된다. 시신경은 눈에서 받아들인 시각 정보를 뇌로 전달하는 역할을 한다. 손상되면 시야가 매우 좁아지고 돌발 상황에도 대처 능력이 현저히 떨어진다. 운전 시 신호등이나 표지판의 식별 능력이 떨어지고 계단을 헛디디기도 한다.

고도근시나 스테로이드 계열 안약의 점안, 가족력도 녹내장의 원인이 되므로 이에 해당된다면 일찍부터 주기적인 검사를 하는 것이 좋다.

녹내장은 발현 양상에 따라 급성 녹내장과 만성 녹내장으로, 안압의 정도에 따라 고안압 녹내장과 정상안압 녹내장으로 분류한다. 급성 녹내장은 갑자기 안압이 높아져 증상이 나타나고 만성 녹내장은 천천히 나타난다. 고안압 녹내장은 안압이 높아 발생하고 정상안압 녹내장은 정상 범위에서도 발생한다. 우리나라 녹내장 환자의 약 70퍼센트는 안압이 정상 범위에 있다.

녹내장의 대부분은 만성이며 개방각 녹내장으로 별다른 증상이 없다. 개방각 녹내장은 주변부부터 서서히 시야가 좁아지는데 말기로 접어들면 시야 장애와 시력 저하 증상을 자각하게 된다. 급성으로 진행되는 폐쇄각 녹내장은 초기부터 높은 안압으로 안통이나 두통, 구토, 충혈을 동반한다.

녹내장 증상으로 병원에 방문하면 먼저 안압이 정상 범위인지, 시야 결손 정도와 시신경의 손상 여부를 측정하여 진단한다. 이외에도 시신경 유두검사, 각막 두께 검사, 전방각경 검사 등 종합적으로 판단하여 진단한다. 가장 흔한 만성 개방각 녹내장은 자각 증상이 거의 없다. 안압을 기준으로 진단하면 정상 안압 녹내장 환자를 발견하기 어려울 정도로 녹내장의 진단은 쉽지 않다.

녹내장 치료는 안약으로 안압을 조절하는 방법이 기본이다. 과거에는 주로 수술로 치료했으나 지금은 약물치료를 우

선으로 한다. 수술은 약물치료 이후 최후의 수단이다. 만성인
경우 안압을 조절하기 위해 안압하강제로 시신경의 추가 손상
을 막는다. 급성이라면 시신경을 최대한 보존하고 안압을 빠
르게 낮추기 위해 안약을 점안하고 안압하강제 복용, 고삼투
압제 정맥 주사로 처치한다. 녹내장 안약은 안압을 낮추며 눈
속의 혈액 순환을 돕고 시신경을 보호해 준다. 그 외에 눈 주위
가 검어지거나 충혈 등의 부작용으로 치료를 중단하는 사례
도 있지만 시력의 중요성을 잊어서는 안 된다. 약물치료가 시
작되면 장기간 지속해야 하기 때문에 녹내장의 진단이 확실할
때만 사용해야 한다. 녹내장은 치료가 잘 되어도 완치는 불가

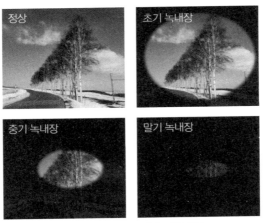

개방각 녹내장의 경과에 따른 시야

능하다. 녹내장은 시신경 손상을 동반하는데 한 번 손상된 시신경은 다시 회복되지 않는다. 따라서 녹내장의 치료는 더이상 시신경이 손상되지 않도록 평생 관리해야 한다.

안약으로도 안압 조절이 되지 않거나 녹내장이 계속 진행된다면 레이저 치료와 수술 치료를 시행한다. 레이저 치료는 급성폐쇄각 녹내장이나 약물 반응이 없는 개방각 녹내장 치료에 사용된다. 레이저를 이용하여 안구 내의 구조를 바꾸어 안압을 떨어뜨린다. 레이저 치료로 안압을 영구히 조절할 수는 없으나 레이저 홍채 절개술이나 레이저 섬유주 성형술로 수술 시기를 지연시키고 약물의 사용을 줄일 수 있다.

레이저 홍채 절개술	레이저 섬유주 성형술
폐쇄각 녹내장에 유용하게 사용하며, 홍채 주변부에 미세한 구멍을 만들어 방수가 자유롭게 흐를 수 있도록 통로를 만들고, 홍채 뒤쪽의 압력을 낮추어 안압을 낮추는 방법이다. 일부 환자에게는 통증과 이물감, 안압 상승, 출혈 등과 같은 일시적인 현상이 나타날 수 있으나 약물로 치료가 가능하다. 합병증이 거의 없는 안전한 시술이다.	개방각 녹내장에 유용하게 사용하며, 안약을 사용하기 어렵거나 부작용이 있는 경우에 사용한다. 방수 유출 통로인 눈 속 섬유주에 레이저를 조사해 방수 유출량을 늘리는 방법이다. 방수 유출을 방해하는 섬유주 부분에서 문제가 있는 세포만 선택적으로 제거하여 안압을 떨어뜨린다. 시술 시간도 짧은 편이고 부작용이 거의 없다. 시술 후에는 바로 일상 복귀가 가능하다.

약물이나 레이저 치료로 조절되지 않는 난치성 녹내장도 수술 치료를 한다. 수술 치료의 목적 또한 안압 조절이며 시신경의 복구는 수술로도 불가능하다. 대표적인 수술로는 섬유주 절제술과 방수 유출 장치 삽입술(녹내장 임플란트 삽입술)이 있다. 둘 다 방수가 흐르도록 통로를 만들어 주는 것이 목적인데 시간이 지나면 수술 부위가 치유되어 방수 통로가 막힌다. 따라서 백내장이나 기타 굴절 교정 수술과 같이 한 번의 수술로는 시력이 유지되지 않으므로 다시 안약을 넣거나 막힌 방수 통로를 뚫어주는 시술을 반복해야 한다.

섬유주 절제술	방수 유출 장치 삽입술 (녹내장 임플란트 삽입술)
눈 속에 방수가 빠져나가지 못하면 안압은 상승한다. 방수가 빠져나가는 하수구 역할을 하는 것이 섬유주다. 섬유주 일부를 절제하여 배출 통로를 만들어 주면 방수가 빠져나가 안압을 떨어뜨린다. 수술은 국소 마취로 30~40분 소요된다. 녹내장 수술로 가장 전통적이고 많이 사용되는 수술 방법이다.	눈 속에 관을 넣어 방수가 원활하게 흐를 수 있도록 만드는 수술이다. 방수가 빠져나갈 통로를 만들어 주어 안압을 떨어뜨린다. 섬유주 절제술 이후에 경과가 좋지 않을 때 진행한다.

안전하지만 부작용의 위험은 있다. 드물지만 감염이나 출

혈, 수술 후 안압이 지나치게 낮아져 시신경이나 망막에 문제를 일으킬 수도 있다. 이때는 수술 부위를 봉합하거나 충전 물질을 넣어 적절한 양의 방수가 흐르도록 조절한다.

이렇게 녹내장은 약물, 레이저, 수술의 모든 치료는 안압을 조절하는 데 목적이 있다. 따로 예방법이 없기 때문에 조기에 발견하는 것만이 치료 및 치료 결과에 긍정적인 영향을 미칠 수 있다.

녹내장 환자라면 주기적인 검진은 필수이고 평소 안압이 올라갈 수 있는 행위를 피해야 한다. 가급적 넥타이 착용을 금하고 장시간 고개를 숙이는 자세는 자제한다. 담배와 음주를 절제하고 복압이 올라가는 윗몸일으키기와 머리에 피가 몰리는 물구나무서기 등의 운동을 피하고 마음을 안정시키는 것이 중요하다.

_ 검렬반과 익상편

검렬반Pinguecula(결막황반)은 각막의 안쪽 구결막에 약간 융기된 황색을 띠는 결절로 굳은살처럼 보이는데 양안에 나타나는 것이 보통이다. 발생 원인과 증상이 익상편pterygium(군날개)과

비슷하여 혼동하기 쉬운데 검렬반
은 각막을 침범하지 않고 결막에 변
성이 생기는 특징이 있다.

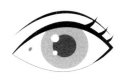

검렬반의 증상

　귀보다는 코쪽의 결막 부분에 많
이 생긴다. 흔한 퇴행성 질환*으로
공기 중의 바람이나 먼지, 자외선 따위에 의해 노출되어 있는
결막이 변성되어 생긴다고 알려져 있다.

　스마트 기기 사용, 미세먼지의 증가, 공기 오염 등의 영향
때문인지 20~30대에서도 증가하고 있다. 증상이 발현해도 단
백질과 지방질로 구성된 검렬반은 무증상으로 특별히 눈에 악
영향을 주지 않아서인지 연구자료도 많지 않고 특별한 치료
방법도 없다. 자연적으로 사라지지 않으면서 약물로도 치료가
불가하다. 시간이 지나고 나이가 들수록 또렷해지는데 검렬반
주위에 충혈이나 출혈이 있으면 더 돋보이기도 한다.

＊　해당 질병의 근본적인 원인을 알 수 없어 치료법 또한 명확하지 않
　다. 증상이 천천히 진행되어 퇴행성 변화를 보인다면 다시 회복되지
　않는다. 그렇기 때문에 증상의 진행을 최대한 막는 방향으로 치료가
　집중된다. 대표적으로 알츠하이머 치매나 파킨슨병, 루게릭병이 해
　당한다.

통증도 없고 크기도 작지만 외관상 보기 좋지 않다는 이유로 대부분 스트레스를 받는다. 융기 때문에 눈을 깜박일 때 이물감이 심하거나 콘택트렌즈 착용이 불편한 경우도 있다. 제거 수술이 있으나 적극 추천하지 않는 이유는 수술 이후 흉터가 생기고 재발 가능성이 높기 때문이다.

검렬반에 염증이 생기면 검렬반염이라 하여 충혈이나 이물감, 통증이 생긴다. 검렬반염의 증상이 가벼우면 인공 눈물 점안으로도 좋아지고 스테로이드제 안약이나 소염제로 치료가 가능한데 대부분은 3~4일이면 해결된다.

익상편은 발생 원인이나 증상이 검렬반과 비슷하여 함께 거론될 때가 많다. 결막 조직에서 생긴 섬유혈관성 조직이 각막까지 침범하여 덮는 질환으로 날개 모양과 비슷하여 군날개라고도 한다. 결막에서 증식된 섬유혈관조직이 각막 검은동자 부위까지 침범해 삼각형 모양이고 주로 코쪽 방향으로 발생한다.

익상편은 서서히 증식하고 통증이나 별다른 증상이 없다. 심하면 각막에 변형을 일으켜 난시를 발생시킬 수 있고 동공까지 들어오면 시력 장애를 유발한다. 발생 후 자라는 속도가 일정하지 않아 발견 즉시 병원에 방문해야 한다. 불편 정도에

따라 초기에는 항염증제나 안약 등
약물로 치료하지만 궁극적으로는
수술로 제거해야 한다. 초기에 무조
건 제거하는 것은 아니지만 익상편
이 동공까지 침범했다면 제거해도

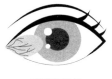

익상편 증상

혼탁으로 인해 영구적인 시력 손실을 가져올 수 있으므로 꾸
준한 관리가 필요하다. 익상편 수술은 점안 마취 후 15분 정도
소요되고 수술 후 즉시 귀가가 가능하다. 수술은 간단하지만
재발률이 매우 높다. 특히 나이가 어릴수록 재발률이 높다.

_ 당뇨망막병증

당뇨망막병증Diabetic Retinopathy은 전 세계적으로도 실명 원인
으로 높은 비중을 차지하며 당뇨병의 합병증 중 가장 무서운
질환으로 알려져 있다. 당뇨병과 깊은 관계가 있지만 근본적
으로는 망막혈관의 질환이다. 당뇨로 인해 탁해진 혈액이 망
막으로 원활하게 공급되지 않아 발생하는 질환이다. 당뇨망
막병증 발생 초기에는 대부분 증상이 없지만 병이 진행될수
록 시야가 흐려지고 통증을 동반한 시력 저하가 온다. 망막 조

직에 문제를 일으켜 서서히 시력을 앗아가고 결국에는 실명에 이르는 치명적인 질환이다.

당뇨병력 10년이면 발병 환자의 수가 약 60퍼센트, 30년 이상이면 약 90퍼센트에 이른다. 당뇨병 진단 후에 별다른 증상이 없어도 당뇨망막병증 안저 검사는 적어도 1년에 한 번은 받기를 권한다. 망막혈관의 질환이지만 당뇨병의 기간이 길고 당뇨가 심할수록 발병 위험도 비례하여 높아진다. 따라서 적절한 혈당 조절이 매우 중요하다.

당뇨망막병증은 미세혈관이 손상되었을 때 신생혈관의 유무에 따라 '증식성 당뇨망막병증'과 '비증식성 당뇨망막병증'으로 구분한다. 증식성 당뇨망막병증은 혈액순환이 잘 되지 않는 곳에 신생혈관이 생겨 거기서 발생하는 출혈에 의해 망막박리 등으로 실명할 수 있다. 비증식성 당뇨망막병증은 망

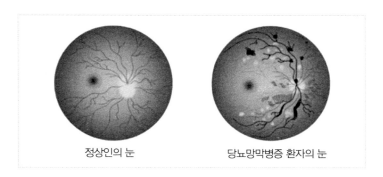

정상인의 눈   당뇨망막병증 환자의 눈

막의 작은 혈관들이 약해져 막히면서 영양 공급이 중단된다. 대부분은 비증식성으로 실명을 초래하지는 않지만 황반부 망막이 붓는 황반 부종으로 치료를 요한다. 당뇨망막병증이 제법 진행되어도 황반부에 장애가 없다면 시력 저하는 일어나지 않아 정상으로 나타난다. 때문에 시력 저하 여부만으로는 당뇨망막병증의 유무를 판단할 수 없다.

당뇨망막병증의 진단은 몇 가지 안과 검사로 진행되는데 가장 기본은 안저 검사다. 신생혈관의 유무와 망막출혈 및 삼출 상태를 본다. 그밖에도 황반 부종과 망막혈관 상태를 정확히 진단하기 위해 빛간섭단층촬영 및 형광안저촬영을 시행한다. 당뇨망막병증으로 진단되면 상태에 따라 안구 내 주사 또는 레이저 광응고술, 유리체 절제술 치료를 한다. 환자가 임산부라면 당뇨망막병증이 더욱 심해지기 때문에 3개월에 한 번 주기로 안저 검사를 해야 한다.

발병 극초기에는 혈당 조절을 잘하는 것만으로도 효과를 볼 수 있다. 규칙적인 운동과 균형 잡힌 당뇨식을 섭취하고 수시로 혈당, 당화혈색소 수치를 관리해야 한다.

당뇨망막병증의 치료

안구 내 약물 주사	범망막 광응고술	국소레이저 광응고술	수술(유리체절제술)
주사로 눈 속에 약물을 직접 주입한다. 신생혈관의 발생을 억제하고 당뇨황반 부종을 감소시킬 수 있다. 한 번의 주사로 완치는 어려우므로 반복적으로 맞아야 한다.	증식성 당뇨망막병증으로 악화한 경우 시행한다. 망막의 주변부에 레이저를 조사하여 치료한다. 출혈 및 망막박리가 이미 진행된 경우에는 시행이 불가하다. 한쪽 눈에 2~3회 시행한다.	황반 부종이 동반되는 경우 시행한다. 레이저로 국소 부종의 원인이 되는 미세동맥류 등을 광응고하는 치료로 비정상적인 혈관을 선택적으로 치료한다. 당뇨망막병증이 상당히 진행된 경우 시력 저하를 막기 위해 시행한다.	당뇨 합병증으로 출혈이 심하거나 증식성 섬유조직의 발생으로 망막을 견인하는 경우 혼탁한 유리체를 제거하고 신생혈관과 증식성 섬유조직 등을 제거하는 수술이다.

눈에 직접 찔러넣는 주삿바늘이라 두렵고 공포스럽지만 안약으로 마취하고 아주 가느다란 주삿바늘을 사용하므로 통증이 심하지 않다.

당뇨망막병증이 발병했다면 발병 전의 상태로 돌아갈 수는 없으나 혈당 조절과 치료, 관리를 함으로써 진행을 늦출 수 있다. 궁극적인 목적은 정기적인 검진으로 적절한 시기에 치료하며 눈 건강과 시력을 최대한 오랫동안 보존하는 것이다.

_ 황반변성

황반은 중심 시력을 담당하는 가장 핵심적인 부위로 눈에서 시세포가 밀집되어 빛을 가장 선명하게 받아들인다. 망막의 중심부에 위치한 황반의 여러 질환을 황반변성이라 통칭하는데 안과에서 말하는 황반변성은 대부분 노인성 황반변성이다. 황반에 변성을 일으켜 심한 시력 저하를 발생시키고 방치하면 실명에 이르는 위험한 질환이다. 선진국에 진입한 나라에서 노년성 질환으로 흔하게 나타난다. 우리나라에서는 주로 50세 이상에서 녹내장, 당뇨망막병증과 함께 3대 실명 질환으로 알려져 있고 발병률도 증가하는 추세에 있다.

발생 원인이 뚜렷하지는 않지만 유전적, 환경적 이유, 나이, 흡연 여부, 심혈관 질환, 과도한 자외선 노출 등이 영향을 끼친다고 알려져 있다. 특히 흡연은 황반변성의 발생과 진행에 모두 좋지 않은 영향을 주고 치료의 효과도 떨어뜨리는 최악의 요인으로 알려져 있다.

황반변성은 크게 건성 황반변성과 습성 황반변성으로 나뉜다. 건성 황반변성은 전체 황반변성의 약 90퍼센트를 차지하며 황반에 있는 망막 색소 상피층에 '드루젠'*이라는 노폐물이 쌓여 증상이 시작되거나 망막 색소 상피에 병변이 생긴 경우를 말한다.

건성 황반변성이 시력 상실을 심하게 유발하지는 않으나 만성적인 시력 감소와 실명을 유발할 수 있는 습성 황반변성으로 진행될 가능성이 있어 정기적인 검진과 예방 활동이 중요하다.

습성 황반변성은 전체 황반변성의 약 10퍼센트로 차지하는 비율은 적으나 발생 시점부터 시력이 급격히 떨어지고 치료가 늦어지면 발병 후 수개월 안에 실명을 유발할 수 있는 심각한 질환이다. 망막 밑에 있는 맥락막 부위에 신생혈관이 생기고 망막에 물이 고여 망막하액이나 출혈이 발생하면서 빠르게 손상시킨다.

황반변성 초기에는 대부분 아무런 증상이 없지만 점차 사물이 휘어 보이고 왜곡되어 보이는 변시증**을 느끼게 된다. 이후 점차로 시야 중심에 보이지 않는 부위가 생기고 색깔이 희미하게 보이는 증상이 심해진다.

---

* 　노화로 인해 발생하며, 눈의 기능이 떨어져 혈류 공급이 제대로 되지 않아 망막 색소 상피에 쌓이는 노폐물을 지칭한다.

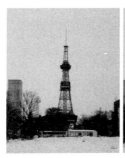 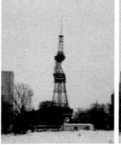 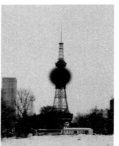

정상 시야   황반변성 초기   황반변성 시야

  황반은 망막 부위에 있어 동공을 확대하여 안저 검사, 형광
안저혈관조영술, 빛간섭단층촬영, 망막 부위 및 맥락막 혈관
촬영 등 정밀 검사를 통하여 황반변성을 진단한다.

  건성 황반변성이나 초기 황반변성은 딱히 치료 방법이 없
기 때문에 정기 검진과 예방 활동에 초점을 맞추어야 한다. 반
면 습성 황반변성은 시력 저하와 실명으로의 위험을 피하기
위해 적극적인 치료가 필요하다. 치료 방법으로는 안구 내 주
사, 광역학 요법, 레이저 광응고술, 항산화제 섭취, 심혈관계
질환 예방 및 치료, 스테로이드 주사 등이 있다. 비정상적인 신

＊＊ 사물의 형태가 변형되어 보이는 증상으로 물체나 선이 비뚤어지거
     나 휘는 등 왜곡되어 보인다.

생혈관이 황반에 생긴 것이 원인이므로 약물을 눈 속에 주사하여 치료한다. 한 번의 주사로는 한두 달 정도의 효과만 기대할 수 있어 반복적인 주사 치료가 필요하다. 치료 경과에 따라 레이저나 수술로 치료하지만 레이저 치료 후에 중심 시력 저하가 심하게 나타나기도 하기 때문에 제한적으로 시행한다.

황반변성의 치료 예후는 대체로 불량한 편이다. 이러한 이유로 황반변성을 진단받은 환자들은 절망에 빠지기도 한다. 거듭된 주사 치료와 끝이 보이지 않는 치료 기간 때문에 포기하는 경우도 있다. 실제로 과거에는 황반변성 진단 후 환자와 의사 모두 시력 개선을 위한 치료를 포기하기도 했다. 신경세포 손상이 진행되면 치료를 거듭해도 효과가 뚜렷하지 않거나 주사 효과가 없어 상당한 인내가 필요한 것으로 보인다. 하지만 최근에는 효과가 좋은 치료 방법이 지속적으로 연구·개발되고 치료 성공률도 높아지고 있다. 어느 질환이나 발견 시기와 치료 시기가 늦을수록 그 예후 또한 좋지 않으므로 스스로 관심을 가지고 조기에 정기적인 검진과 치료를 꾸준히 받는 것이 중요하다.

용어 해설

각결막염 각막염과 결막염을 아울러 이르는 말.

검렬반 각막에 인접한 안구 결막부(結膜部)에 생기는, 세모꼴의 노란빛이 나는 흰색 윤기. 바깥의 자극에 의해서 결막이 두꺼워져 생긴다. 검열반이라고도 한다.

결막염 결막에 생기는 염증. 눈이 충혈되고 부으며 눈곱이 끼고 눈물이 나는데, 세균이나 바이러스의 감염 또는 알레르기나 물리 화학적 자극이 원인이다.

공막염 공막에 염증이 생겨 자홍색의 반점이 나타나는 눈병. 결핵, 류머티즘, 아교질병 따위가 원인이며 공막 앞면에 충혈·동통(疼痛) 따위를 일으킨다.

광응고술 광선을 조절하여 단백질을 응고시키는 시술. 망막박리, 망막의 비정상적 혈관 제거, 안구 내 종양 제거에 사용된다.

근시 가까운 데 있는 것은 잘 보아도 먼 데 있는 것은 선명하게 보지 못하는 시력. 수정체와 망막 사이의 거리가 너무 멀거나, 각막이나 수정체의 굴절력이 너무 강하기 때문에 먼 곳의 물체가 망막보다 앞에 상을 맺어 물체를 선명하게 보지 못한다. 오목렌즈의 안경을 써서 교정한다.

급성폐쇄증 누관(淚管) 또는 비강이 좁아지거나 폐쇄되는 증상.

나안 안경을 쓰지 아니한 상태의 눈. 맨눈.

난시 각막이나 수정체의 굴절면이 고르지 않아 밖에서 들어오는 광선이 망막 위의 한 점에 모이지 않으므로 물체를 명확하게 볼 수 없는 눈의 굴절 이상.

누점 아래위 눈꺼풀에 있는, 눈물길의 입구가 되는 부분.

누점폐쇄술 눈물 구멍인 누점을 막아 눈물이 눈 표면에 오래 머물게 하는 수술

맥락막 눈알의 뒷부분을 둘러싸고 있는 어두운 적갈색의 얇은 막. 혈관과 색소 세포가 많아 빛을 차단하여 눈알 속을 어둠상자같이 해 주며, 눈알의 영양 공급을 담당한다.

부동시 오른쪽 눈과 왼쪽 눈의 굴절이 다르거나 같은 종류의 굴절이라도 그 정도가 다른 증상. 또는 그런 증상을 가진 눈. 예를 들면, 왼쪽 눈은 근시인데 오른쪽 눈이 원시라든가, 왼쪽 눈은 0.2의 근시인데 오른쪽 눈이 0.8의 근시인 경우 따위이다.

색수차 렌즈에 의하여 물체의 상(像)이 만들어질 때, 빛의 색에 따라 굴절률이 다르기 때문에 색에 따라 상이 생기는 위치와 배율(倍率)이 바뀌는 현상. 광학 기계에서는 두 가지 다른 렌즈를 써서 이것을 보정(補正)한다.

설계점 안경렌즈를 만들 때 렌즈의 기준점과 안경 착용자의 동공위치를 맞추기 위한 점

아데노바이러스 인체에서 적출한 편도와 아데노이드를 조직 배양하여 발견한 바이러스. 인두 결막염과 유행 결막염 따위를 일으킨다(표준국어대사전).

안검염 눈꺼풀에 생기는 염증을 통틀어 이르는 말.

안축장 눈의 각막부터 눈 안쪽 끝까

지의 길이. 눈의 가로 길이.

약시 약한 시력. 또는 그런 시력을 가진 사람.

엔테로바이러스 사람 및 포유류 질병과 관련된 (+)ssRNA 바이러스의 일종으로 장염을 일으키기 때문에 '장바이러스'라고도 한다. 이는 혈청형에 따라 71여 종으로 분류한다(위키백과).

옥습기 안경렌즈 가공을 위한 그라인더.

원시 가까이 있는 물체를 잘 볼 수 없는 시력. 조절근의 신축이 불충분하거나 수정체가 평평하여 가까운 물체의 실상이 망막의 뒤에 생기는 것이다. 축 원시와 굴절 원시가 있는데, 볼록 렌즈의 안경을 써서 교정한다.

익상편 눈시울 근방의 결막에 군살

이 생겨 그 끝이 각막에 침입하는 상태. 나이 많은 사람에게 많으며, 시력을 떨어뜨린다.

인점 안경렌즈에 표시를 위해 임시로 찍는 점.

자외선—A(UV-A) 파장이 400~315nm인 자외선.

자외선—B(UV-B) 파장이 315~280nm인 자외선. 프로비타민 D를 비타민 D로 변환시키는 작용을 하며, 각막에 염증(소위 실맹)을 일으키거나, 피부암의 원인이 되기도 한다.

자외선—C(UV-C) 파장이 280~100nm인 자외선. 195nm 이하의 단파영역에서는 산소에 의한 흡수가 일어난다.

콕사키바이러스 수족구, 구내염, 뇌수막염 등을 유발한다. 소아마비를 유발하는 폴리오바이러스Poliovirus와 같은 엔테로바이러스 속에 속한다. 콕사키바이러스는 과거 병리학적인 특성을 바탕으로 A, B 그룹으로 구분되지만 분류학적으로는 Human Enterovirus A, B, C 세 종의 서로 다른 아형으로 분류될 수 있다(네이버 지식백과).

팸토세컨 레이저 각막의 원하는 부위와 깊이에 정조준하여 장파장의 레이저가 만드는 3마이크론 직경의 광절제를 반복하며 연속적으로 절개면을 만드는 광학절개용 레이저다. 기존 라식수술에 비해 각막절편 관련 부작용이 획기적으로 개선되었다.

포도막염 안구의 맥락막, 섬모체, 홍채에 걸쳐 일어나는 염증으로 시각 장애, 순응 장애, 유리채 혼탁 및 황반 부종 따위의 증상이 나타난다.

CR-39 콜롬비아 레진의 계발 계획 38차례의 시도 끝에 합성에 성공한 Columbia Resin #39를 따서 CR-39가 되었다. 현재 많이 사용되는 중요한 광학용 플라스틱으로 시력 교정용 안경의 플라스틱 소재 렌즈로 사용되고 있다.